婴幼儿回应性照护

主　　编：孙　宁　宁波卫生职业技术学院
　　　　　卢中洁　浙江师范大学
副 主 编：朱　珠　徐州幼儿师范高等专科学校
　　　　　周　静　宁波卫生职业技术学院
　　　　　李静晔　青岛恒星科技学院
编写人员（以姓氏笔画为序）
　　　　　王梦璇　日本筑波大学
　　　　　朱晨晨　宁波卫生职业技术学院
　　　　　刘世云　贵州电子商务职业技术学院
　　　　　刘梅丽　宁波卫生职业技术学院
　　　　　吴珊珊　宁波卫生职业技术学院
　　　　　吴美蓉　宁波卫生职业技术学院
　　　　　季瑞颖　日本御茶水女子大学
　　　　　周文婕　宁波卫生职业技术学院
　　　　　崔　杨　宁波卫生职业技术学院
　　　　　廖思斯　宁波卫生职业技术学院
　　　　　黎秀云　宁波卫生职业技术学院

华中科技大学出版社
中国·武汉

内 容 提 要

本教材的编写以专业人才需求调研和岗位职业能力分析为基础,以典型工作任务为支点,对接职业岗位需求,将内容设置为回应性照护理论、喂养中的回应性照护、排泄中的回应性照护、睡眠中的回应性照护、运动与游戏中的回应性照护、早期学习中的回应性照护、患病婴幼儿的回应性照护七章。框架结构合理有序,格式清晰规范,语言文字通俗易懂,具有可操作性。

本教材可供全国高职院校婴幼儿托育服务与管理专业、早期教育专业、学前教育专业及相关专业学生使用,也可供托育机构等婴幼儿照护从业人员参考。书中配有思维导图、知识链接、经典案例和课后习题,内容丰富,形式多样。

图书在版编目(CIP)数据

婴幼儿回应性照护/孙宁,卢中洁主编. —武汉:华中科技大学出版社,2023.8(2024.7重印)
ISBN 978-7-5680-9807-6

Ⅰ. ①婴… Ⅱ. ①孙… ②卢… Ⅲ. ①婴幼儿-护理 Ⅳ. ①R174

中国国家版本馆 CIP 数据核字(2023)第 146241 号

婴幼儿回应性照护 　　　　　　　　　　　　　　　　孙　宁　卢中洁　主编
Yingyou'er Huiyingxing Zhaohu

策划编辑:周　琳
责任编辑:朱　霞
封面设计:廖亚萍
责任校对:朱　霞
责任监印:周治超
出版发行:华中科技大学出版社(中国·武汉)　　　电话:(027)81321913
　　　　　武汉市东湖新技术开发区华工科技园　　　邮编:430223
录　　排:华中科技大学惠友文印中心
印　　刷:武汉市籍缘印刷厂
开　　本:787mm×1092mm　1/16
印　　张:9.75
字　　数:227千字
版　　次:2024年7月第1版第2次印刷
定　　价:32.00元

前言

Qianyan

为贯彻《国务院办公厅关于促进 3 岁以下婴幼儿照护服务发展的指导意见》(国办发〔2019〕15 号)和《中共中央国务院关于优化生育政策促进人口长期均衡发展的决定》(中发〔2021〕30 号)的指导精神,落实《中华人民共和国国民经济和社会发展第十四个五年规划和 2035 年远景目标纲要》和《中华人民共和国职业教育法》等法律法规和政策要求,推进婴幼儿照护服务专业化、规范化发展,提高保育保教质量和水平,培养高素质技术技能型婴幼儿照护相关专业人才,有效解决婴幼儿照护领域高质量教材数量较少的问题,编者结合高职高专婴幼儿托育服务与管理专业教学标准,组织编写了本教材。

本教材的编写以专业人才需求调研和岗位职业能力分析为基础,对接职业岗位需求,将内容设置为回应性照护理论、喂养中的回应性照护、排泄中的回应性照护、睡眠中的回应性照护、运动与游戏中的回应性照护、早期学习中的回应性照护、患病婴幼儿的回应性照护七章。教材内容丰富,具有可操作性。

本教材具有以下四个特点:一是比较充分地反映了国内外回应性照护领域最新研究成果;二是突出职教特色,紧密联系岗位工作,符合教育教学规律和学生特点;三是将"言之有理"与"操之有物"有机地结合起来,教学的理论内容源于托育服务机构的实践,体现理论应用于实践的思想;四是通俗易懂,图文并茂,降低了教学难度。本教材不仅可作为全国高职院校婴幼儿托育服务与管理专业学生的学习用书,也可作为相关专业学生以及从业人员的培训与自学教材,还可供家长科学育儿参考。

在本教材即将付梓之际,我们首先要感谢华中科技大学出版社有关领导与同志的支持与厚爱;教材参考了国内外学者的著作、学术论文和其他出版社出版的教材,在此向青岛恒星科技学院、红黄蓝广州东海嘉园、红黄蓝深圳天安幼儿园、厦门德茵贝育幼之家、海南高米国际托育、江西佳诺托育、胶州爱尚乐其子、悠孕优养、浏塘健康、宁波优优象教育科技有限公司等高校和托育中心及相关人员表示感谢。最后,衷心祝愿本教材的问世能为培养该领域的相关人才、推动我国婴幼儿照护事业的发展贡献绵薄之力。书中若有不当之处,望有关专家与同行赐教、斧正!

编　者

感谢内容

目录

Mulu

第一章　回应性照护理论

扫码看课件

学习要点 ▌...

> 1.回应性照护的发展历程,养育照护的五大要素。
> 2.回应性照护的内涵与外延。
> 3.回应性照护的理论基础,包括脑科学、依恋理论、社会文化理论等。
> 4.回应性照护要遵循及时回应原则、尊重原则、发展适宜性原则,以及积极情绪情感原则。
> 5.回应性照护对婴幼儿早期综合发展的价值。

思政园地

联合国儿童基金会及世界卫生组织在儿童发展目标中均明确指出:"促进儿童早期发展最直接、最有效的方法就是养育照护"。在养育照护中提及最多的就是回应性照护。到底什么是回应性照护? 回应性照护的内涵与原则是什么? 回应性照护与婴幼儿发展之间有着怎样的联系? 学习本章之后相信您将得到答案。

▎第一节　回应性照护的历史沿革▏

一、回应性照护理论的提出与发展

"如果我们改变故事的开头,我们就可以改变整个故事。"

——《生命的开始》

"回应性照护"是由英文术语"responsive care/caregiving"翻译而来的。查阅英文文献,我们可以发现,"回应性照护"在英文文献里有不同的表达:除了"responsive care/caregiving"之外,还有"responsive parenting""maternal responsiveness"或者只用"responsiveness"。回应性照护行为作为照护者特别是父母对婴幼儿发出的各类信号(包括哭泣、动作和面部表情等)的反应,在婴幼儿照护过程中一直存在,但是将其归纳提升为一种照护模式可以追溯到20世纪80年代。回应性照护起初是作为父母支持性养育(supportive parenting)的一个方面,在各种不同的理论背景下被讨论和研究,这些理论包括依恋理论、社会文化理论和儿童社会化理论。

来自不同理论背景的学者(如 Bornstein & Tamis-Le Monda,1989;Londerville & Main,1981;Olson,Bates & Bayles,1984)在研究了照护者特别是父母与婴幼儿的各

种互动方式对婴幼儿成长发育(包括身体、认知、情绪情感、语言和社会能力等方面)的影响后发现,照护者对婴幼儿积极关注,并做出适当的回应,满足其需求的行为模式对婴幼儿的各方面发展起到了非常积极的作用。因此,学者提出了"回应性照护"这一婴幼儿照护模式,并设计提出了一系列适用于照护者的回应性照护策略(responsive strategies)。这些策略旨在保护、指导和促进婴幼儿身体、情感和社会能力的发展。相关研究发现,有效的父母照护培训和家庭干预能够改变父母的态度和行为,促进婴幼儿健康发展因素的形成,并能为父母和婴幼儿带来积极的结果。促进婴幼儿健康发展的因素包括:健康的亲子依恋关系、父母了解婴幼儿的发展规律、家庭复原力、父母的身心健康、社会联系和个人技能,如自我调节能力和解决问题的能力。此外,回应性照护策略能帮助父母治愈他们自身的童年创伤。有研究表明,建立一个良好的支持性亲子关系的一个重要决定性因素,就是父母从他们幼年与他们自己父母的经历创伤中走出来,摆脱并纠正他们父母不良的养育和亲子互动方式。

1985 年,美国伊利诺伊大学教授 Robin Lynn Leavitt 和 Brenda Krause Eheart 合作出版了第一本婴幼儿回应性照护的指导书 *Toddler Day Care*:*A Guide to Responsive Caregiving*。进入 21 世纪后,回应性照护无论是在理论研究层面,还是在相关教材开发方面都得到了蓬勃发展。2012 年美国知名教育学博士 Jean Barbre 出版了 2 部回应性照护指导著作,即 *Foundations of Responsive Caregiving*:*Infants*,*Toddlers*,*and Twos* 和 *Activities for Responsive Caregiving*:*Infants*,*Toddlers*,*and Twos*。作为姊妹卷,前者主要论述回应性照护的理论基础,后者聚焦实践,提出了一系列婴幼儿回应性照护活动。此外,美国普渡大学儿童早期教育专家 Terri Jo Swim 于 2016 年出版了婴幼儿回应性照护课程开发指导著作 *Infants*,*Toddlers*,*and Caregivers*:*Caregiving and Responsive Curriculum Development*。该书非常畅销,2022 年 4 月第 10 版出版发行。

2017 年国际顶级学术期刊《柳叶刀》连续刊出多篇关于儿童早期发展的文章。在文章中,学者通过研究数据说明回应性照护的积极意义,并积极呼吁推行回应性照护。正是在相关理论研究和实践验证的基础上,近几十年来,全球对儿童早期发展尤其是关于促进儿童健康和潜能发展,并影响他们终身幸福的事情达成了普遍共识:养育照护对促进儿童早期全面发展起到关键作用。为了促进养育照护政策和服务的全面提升,世界卫生组织(WHO)、联合国儿童基金会等于 2018 年在第 71 届世界卫生大会联合发布了《养育照护促进儿童早期发展框架》(*Nurturing Care for Early Childhood Development*)。该框架是一份全球儿童早期发展的指导纲领,为政府和社会共同参与促进婴幼儿的养育照护提出了指导原则、战略行动方案和过程监测方式。回应性照护作为养育照护的五大核心要素之一在该框架中被提出,另外的四大养育照护要素为良好的健康、充足的营养、安全与保障和早期学习机会(图 1-1)。该框架中提出的养育照护五大核心要素及其对应的政策和措施的内容见表 1-1。

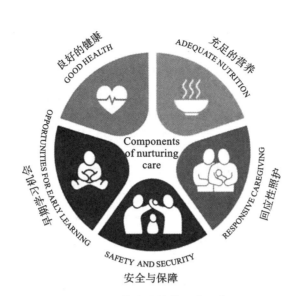

图 1-1 养育照护的组成要素

表 1-1 养育照护五大核心要素及其对应的政策和措施

要素	良好的健康	充足的营养	回应性照护	早期学习机会	安全与保障
措施	◆产前和分娩期保健 ◆照护者身心健康 ◆免疫接种与儿童保健 ◆疾病预防、治疗和护理 ◆清洁水、食品与环境 ◆充足睡眠 ◆适宜身体活动（运动） ◆发育困难和残疾儿童的康复与护理等	◆孕产妇及照护者营养状况良好 ◆母乳喂养 ◆喂养和儿童营养补充是适当的 ◆添加辅食，按需补充微量元素 ◆食物多样性 ◆儿童营养不良应尽快得到控制	◆儿童与照护者形成稳定的情感关系 ◆照护者对儿童的行为敏感，并能积极回应 ◆照护者和儿童的互动是愉快的，并能激发儿童的发展 ◆顺应性喂养 ◆对照护者的情感支持及持续培训	◆交流过程中可使用丰富的语言 ◆照护者-儿童游戏、阅读和讲故事 ◆图书分享 ◆在日常护理中用当地语言 ◆家里和社区都有适合儿童年龄的玩具和早期学习机会 ◆能获得有质量的托育服务	◆家人和儿童生活清洁、环境安全 ◆家人和儿童保持良好的卫生习惯 ◆儿童在做出不当行为时能够得到提醒 ◆儿童不会经历忽视、流离失所或冲突
政策	◆全面医疗保险	◆《国际母乳代用品销售守则》及相关指南 ◆爱婴医院倡议	◆带薪育儿假 ◆可负担的儿童保育服务 ◆友好城市设计	◆所有儿童都能获得高质量日托 ◆良好的学前教育和初等教育	◆社会保障制度和社会服务 ◆最低工资保障制度

2020年9月,我国妇幼保健协会婴幼儿养育照护专业委员会发布的《婴幼儿养育照护专家共识》同样把回应性照护列为我国婴幼儿养育照护的主要目标之一。

2021年1月,国家卫生健康委员会发布了《托育机构保育指导大纲(试行)》,明确托育机构保育是婴幼儿照护服务的重要组成部分,并提出托育机构保育需要遵守的四大原则。其中,原则之一的"积极回应"被解释为"提供支持性环境,敏感观察婴幼儿,理解其生理和心理需求,并及时给予积极适宜的回应"。

二、婴幼儿照护过程中回应性互动的重要性

回应性照护意味着照护者能及时关注到婴幼儿发出的信号——无论是面部表情、哭泣,还是发出其他声音或做出肢体动作,照护者都能理解这些信号所表达的意思,然后相应地做出回应,满足其需求。这一过程可以帮助婴幼儿与照护者建立安全的依恋关系,并为婴幼儿的早期学习打下基础。回应性照护还可以让婴幼儿感到安全,知道自己是被保护的,因此可以鼓励婴幼儿积极表达自身的需求。安全感对于婴幼儿非常重要,与照护者之间建立安全关系意味着婴幼儿能感到安全,并且知道即使他们感到难过、害怕或愤怒,他们也会得到照顾。

婴幼儿最早与照护者形成的关系会影响他们看待人的方式,以及他们以后形成关系的方式。例如,一个感到安全的婴幼儿可能会认为"成年人是可以信任的人,他们会倾听我的需求",或者认为"可以和朋友分享我的东西,因为我知道朋友很快也会跟我分享他们的东西"。相反,一个感觉不到安全的婴幼儿可能会想"我需要警惕成年人,因为我永远不知道他们什么时候会大喊大叫",或者还会想"我不喜欢分享,因为他们从我这里拿走的东西,永远不会归还我"。婴幼儿的第一次依恋关系是非常重要的。照护者需要培养建立至少一种安全关系的能力,这种能力将帮助婴幼儿调节自己的情绪和行为,否则可能会导致婴幼儿在以后生活中产生学习问题。例如,一个容易感到沮丧的婴幼儿可能会放弃一些事情,缺乏良好的解决问题的能力;没有安全感的婴幼儿可能不会在课堂上大声说话,也可能不愿意参加新的活动。虽然婴幼儿生来就有不同的性格,但照护者可以通过建立温暖、慈爱和乐于回应的关系,帮助婴幼儿成为一个安全、幸福的人。

有研究表明,安全的依恋关系(secure attachment)与婴幼儿的语言、社会、情感和认知发展密切相关,并且能为婴幼儿今后的适应能力、互动交际能力和自我约束能力的发展提供支撑。与照护者建立了安全依恋关系的婴幼儿更自信,成为自主学习者的概率更大,并且他们的专注时间更长。相反,那些缺乏安全依恋关系的婴幼儿会避免与他人的目光接触,对成年人温暖的举动不做出任何反应,倾向于逃避困难或无视成年人,或者漫无目的地游荡。他们可能表现出过度焦虑或顺从的行为,做出缠人或鲁莽的动作,避免与他人打交道,对他人表现出冷漠或者对同伴没有同情心。

不同理论视角对回应性照护的研究揭示了以下四个方面的回应性照护对婴幼儿的成长存在重要意义:针对性回应、情绪-情感支持、对婴幼儿注意力焦点的支持以及支持成长需要的语言输入。

针对性回应能促进婴幼儿应对压力和新奇事物的机制的发展,从而支持婴幼儿自我调节能力发展,并最终通过内化过程与照护者建立信任和联系。这种信任和联系会提高婴幼儿对环境的探索兴趣和意愿,促使他继续发出信号并促使他对照护者的要求

做出回应。该过程包含三个连续步骤:婴幼儿发出信号,母亲以迅速和敏感的方式做出反应,婴幼儿体验到他们的需求以可预测的方式得到满足。研究发现,针对性回应和情绪-情感支持对婴幼儿的社交能力特别重要(例如合作、情感调节),因为可以改变婴幼儿对父母社会化做法的开放程度,以及促进婴幼儿了解如何做出适当的选择。

支持婴幼儿注意力集中,是一种与社会文化理论相关的行为,被认为可以促进更高层次的学习和自我调节,因为它为婴幼儿不成熟的技能提供了支持,也叫作脚手架(scaffolding)。社会文化理论框架内的回应性教养(responsive parenting)包括鼓励共同参与和二元交互中的互惠(Bakeman & Adamson,1984;Trevarthen,1988)。维持原有注意焦点而不是将其注意焦点导向其他事物,能促进婴幼儿未成熟的注意力和认知能力的发展。这种敏感的父母输入能指导和规范互动,让婴幼儿开始扮演更积极的角色,最终形成自身的行为规范。维持注意焦点也有助于婴幼儿的词汇发展(Akhtar,Dunham & Dunham,1991)和更大的物体探索欲的形成(Landry,Garner,Swank & Baldwin,1996)。

照护者与婴幼儿的对话具有特定的特征,它们能够支持早期语言发展。一项调查遗传和环境对婴幼儿的交际能力影响的探索研究表明,妈妈模仿婴幼儿的词汇以及妈妈对婴幼儿的发声做出相应的回应,对婴幼儿的交际能力产生重要影响。研究还强调了接收丰富的语言输入(例如,告诉婴幼儿所提供物体和行为的名称以及这些行动如何结合或发挥作用)对婴幼儿增加词汇和语义知识的重要性。

第二节 回应性照护原则

一、回应性照护的内涵与外延

为了促进养育照护政策、服务质量的全面提升,2018 年,世界卫生组织(WHO)、联合国儿童基金会等联合发布了《养育照护促进儿童早期发展框架》(以下简称《框架》)。《框架》认为,养育照护是一个体系,包括良好的健康、充足的营养、回应性照护、早期学习机会、安全与保障五大核心要素,其中回应性照护对应的措施包括:①孩子与照护者形成稳定的情感关系;②照护者对孩子的行为敏感,并能积极回应;③照护者和孩子的互动是愉快的,并能激发孩子的发展;④顺应性喂养;⑤对照护者的情感支持及持续培训;⑥带薪育儿假;⑦可负担的儿童保育服务;⑧友好城市设计。"回应性照护"一词开始被广泛使用,但目前对回应性照护的认识与阐述仍未形成共识,容易引起照护者对回应性照护的理解不到位,进而影响照护服务的质量。因此,了解回应性照护的内涵对提高婴幼儿照护服务的质量有着积极的意义。

(一)回应性照护的内涵

梳理关于回应性照护的相关研究发现,高水平的回应性照护对婴幼儿的早期发展和发育至关重要,不仅可以降低婴幼儿发育迟缓的风险,还能增进亲子依恋关系,刺激婴幼儿大脑发育、情绪控制和语言能力的发展。相关文献中大多将其表述为"照护者密切观察婴幼儿的动作、表情和行为等信号,通过肢体接触、眼神、微笑、语言等形式对婴幼儿的需求做出及时恰当的回应"。也有学者将其简要概述为"照护者对婴幼儿的行为及信号提供适当反馈的一种互动性的积极照护实践"。尽管不同学者在理解或表述回应性照护的内涵上有所不同,但都十分关注照护者的敏感性、对婴幼儿身心需求或当前状态的及时回应以及提供照护支持的适宜性。

参照 2021 年国家卫生健康委员会颁布的《托育机构保育指导大纲(试行)》,回应性照护是照护者及时观察或捕捉婴幼儿的声音、表情、动作、语言、行为等线索或信号,在准确解读婴幼儿生理、心理发展需求的基础上,及时给予声音、肢体接触、语言、表情等不同形式适宜性照护的过程。因此,回应性照护可以理解为照护者在照护服务过程中有意识地观察、捕捉婴幼儿发出的生理和心理需求信号,在准确地解读其需求后,及时地给予适宜性的反馈或应答,以满足婴幼儿身心发展需求的情感式、互动式的照护方式。

(二)回应性照护的外延

长期以来,儿童发展与早期教育专家一直认为,积极的、一致的、有意识的照护对婴幼儿所产生的影响是正向的、终身的,但是做到这样的照护难度较大。大部分情况下,婴幼儿的生理、心理需求信号可以被照护者观察和捕捉到,但由于婴幼儿身心发展个体差异的存在,准确解读其需求是回应性照护中最难的部分。婴幼儿照护中的关注、认可和协调是提升照护环境质量和保持婴幼儿与照护者之间积极情感联系的主要工具。参照这一工具对回应性照护的内涵与特征进行进一步解读,回应性照护可以被分解为三个阶段。

1.关注 关注是指照护者有意识地去观察、留意、记录婴幼儿在日常活动中通过声音、表情、语言等信号表达出来的照护需求。需要照护者将视觉或听觉等感官聚焦在某个婴幼儿身上,或者将观察的重点聚焦在某些行为线索上。照护者必须学会集中注意力去观察婴幼儿的行为、技能和需求,这是分析、解读并回应婴幼儿需求的重要前提。无论是在家庭照护中还是在社会性照护中,应该认识到,当我们在注意某个婴幼儿的行为时,即便没有给予任何回应,注意或观察本身也是在传递一种信息,即让婴幼儿意识到做出这种行为或发出这些信号是有意义的。

2.认可 认可指的是照护者能够充分接受婴幼儿的一切照护需求,并给予反馈。照护者应该真正认可婴幼儿本身,即便他们的行为是不适当的。适当和一致的认可能够培养婴幼儿的信任,也容易建立起高质量的依恋关系。因此,照护者在对婴幼儿的生理和心理需求做出反馈时,需要传递这样一种信息,即照护者是一直在关注他们,并且对他们的行为或需求是认可的,只有以尊重的态度去接受孩子们的一切行为,才容易建立起具有归属感和信任感的环境。

3.协调 协调指的是照护者给予的反馈与婴幼儿照护需求之间是一致或相应的。协调强调的是照护支持行为的适宜性,也可以理解为"合拍"。以给婴幼儿更换尿布为例,如果是一位善于照护的照护者,那么在整个更换尿布的过程中,无论是言语互动、情感交流,都会显得很自然、很"合拍",不必刻意强调互动的次数、频率等。因此,回应性照护中,给予适宜性的照护行为或反馈在某种意义上是不应该做出具体且硬性的要求的,自然、"合拍"即可。

为婴幼儿提供回应性的照护服务是一项专业化程度较高的工作,对照护者的专业素质要求很高。在评估照护者的行为是否达到回应性照护的规范与要求时,除了使用专业性的评估工具外,也可以通过观察照护者与婴幼儿之间的互动行为是否自然、是否"合拍",来作为直观判断的依据。虽然这样的判断可能不够科学、标准,但是理想中的回应性照护过程应该是画面和谐、自然的。

二、回应性照护的理论基础

(一)脑科学

脑科学(brain science)也叫神经科学,是研究大脑结构与功能的一门学科。脑科学研究人员将幼儿大脑对突触修剪和刺激的敏感性称为大脑的可塑性,包括家庭环境、早期教育、社会交往等在内的环境刺激,这些都会不断地改变大脑的神经网络。从出生的那一刻起,大脑就开始探索周边的世界和环境,环境中的信息也在不断地塑造大脑的结构和功能,使我们能适应环境的需求。因此,环境中的刺激可以主导神经网络的增生、巩固和修剪——保存合适有用的连接,剪除冗余无用的连接。所以,每个人不同的成长经历,都储存在神经网络的结构之中,造成因人而异的性格和认知能力。值得注意的是,大脑神经网络的形成和修剪过程,是在出生后几年的关键期完成的,所以婴幼儿期的教育对一个人的智力发育比入学后更重要。

现代脑科学研究表明,婴幼儿阶段的大脑比其他任何时候都要活跃。照护者对婴幼儿的生理和心理需求的及时回应能够让他们的大脑产生积极的反应。尤其在婴幼儿阶段,创设优质的环境、提供丰富的早期学习与活动机会、给予及时且积极的回应能够保证婴幼儿的大脑得到最好、最健康的发育。这样的表述让我们理解起来有些费力,可以试着做这样一个比喻。将我们大脑想象成一片巨大且枝繁叶茂的森林,森林中有数十亿棵大树(神经元),森林的发展遵循着用进废退的原则,这些大树(神经元)能否存活下来取决于能否获取到养分,而这个养分就是刺激。换言之,大树(神经元)是依赖养分(刺激)生存的,养分(刺激)的类型、总量等都会影响大树(神经元)的生长。

理解大脑神经网络的发育规律和工作机理,可帮助我们理解思维、智力、创造力的神经基础,启发我们设计有助于智力和创新能力发展的教育模式。对于发育迟缓的婴幼儿来说,早干预、早治疗非常重要。如果照护者发现婴幼儿表现出发育迟缓的迹象,应尽可能早地进行干预、治疗。因此,无论是对发育正常还是发育迟缓的婴幼儿来说,提供回应性照护都是非常有意义的。随着脑科学家的不断研究,越来越多的关于脑的奥秘被揭示,也让我们对大脑的认识更加全面,相信未来还会有更多的关于大脑的谜题被解开。如今我们对儿童早期教育与发展的重视,其原因之一就是高质量的成长环境和高素质的照护者对婴幼儿脑发育的影响是非常深远的。

(二)依恋理论

20世纪50年代末,美国动物心理学家哈里·哈洛(Harry Harlow)用恒河猴做了"代母养育实验",观察幼猴的成长行为,从而得出结论:情感与食物一样是生存所必需的。灵长类动物不仅需要食物,也需要身体的舒适和亲密的接触。后来,美国的精神病学家约翰·鲍尔比(John Bowlby)对哈里·哈洛的实验进行了拓展,并进一步研究如何将这一结论应用于人类社会。约翰·鲍尔比提出,亲子互动产生情感联结,并将这种联

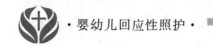

结称为依恋(attachment)。他推测,啼哭是婴幼儿向外界发出需求信号的一种能力,是与抚养人建立依恋关系的第一步,抚养人与婴幼儿之间的情感联结形成安全的依恋关系。

知识拓展

恒河猴代母养育实验

20世纪50年代末,美国威斯康星大学动物心理学家哈里·哈洛用恒河猴做了"代母养育实验"。他把一只刚出生的婴猴放进一个隔离的笼子中养育,并用两只假猴子替代真母猴。这两只代母猴分别是用铁丝和绒布做的,实验者在"铁丝母猴"胸前特别安置了一个可以提供奶水的橡皮奶头,将其伪装成"一个有着无限耐心、可以24小时提供奶水的母亲"。刚开始,婴猴多围着"铁丝母猴",但没过几天,令人惊讶的事情发生了:婴猴只在饥饿的时候才到"铁丝母猴"那里喝几口奶水,其他更多的时候是与"绒布母猴"待在一起;婴猴在遭到不熟悉的物体如一只木制的大蜘蛛威胁时,会跑到"绒布母猴"身边并紧紧抱住它,似乎"绒布母猴"会给婴猴更多的安全感。

哈洛从这个"代母养育实验"中观察到了一些问题:那些由"绒布母猴"抚养大的猴子不能和其他猴子一起玩耍,性格极其孤僻,变得非常自闭和抑郁,常常有刻意远离猴群的行为,甚至有些猴子有一定的自残倾向。

有研究表明,婴幼儿的需求缺乏回应、照护者行为前后矛盾会对婴幼儿的身心健康产生负面影响。此外,比起生理上的舒适与满足,照护者与婴幼儿之间的肌肤接触、抚摸等温暖的行为会给婴幼儿带来心理上的安全感,也更容易建立依恋关系。因此,照护者对婴幼儿发出的信息给予及时、敏感的回应,能够让婴幼儿感受到被满足、被尊重的存在感、安全感,有了安全感,才能逐渐形成健全的个性。

(三)社会文化理论

社会文化理论起源于20世纪二三十年代,该理论的代表人物维果茨基(L. S. Vygotsky)认为,人的高级心理机能是在与周围人和环境的交往过程中产生和发展的,受人类的文化历史所制约,社会文化因素在人类认知功能的发展中发挥着核心作用。社会文化理论所研究的并非是其字面意义所呈现的人类社会与文化,而是人类的社会活动是如何通过交际和人类的心智活动联系起来的。社会文化理论主要是解释人类思维及发展的机制,即人类的交际活动怎样与人类的心理发展之间产生联系,以及如何相互影响。

社会文化理论关注的焦点是环境对儿童发展的影响。它启示照护者应为婴幼儿创造与成人、与同伴相互交往的社会环境与机会,高质量的照护环境和高素质的照护者所提供的照护服务必然会给婴幼儿带来积极的发展。

上述理论显然不能解释婴幼儿照护中的所有问题,但回应性照护理论帮助我们从不同的角度去认识婴幼儿成长过程中的秘密,让我们从多维度认识回应性照护的价值,更综合地认识婴幼儿的成长发育。

三、回应性照护的基本原则

区别于一般的照护行为,回应性照护要遵循及时回应原则、尊重原则、发展适宜性原则,以及积极情绪情感原则,这与婴幼儿的生理心理发展规律与需求有着密切的关联。

(一)及时回应原则

及时回应原则指的是照护者对婴幼儿发出的动作、声音、表情、手势等信号给予立即回应。事实上,及时回应类似于心理学中的强化理论,只要婴幼儿发出信号便立即给予相应的反馈,虽会增加这种行为发生的频率,但与"刺激-反映"不同的是,及时回应的目的是希望增加婴幼儿主动发出需求的频率,更重要的是通过及时回应来满足婴幼儿的生理和心理需求,在于帮助婴幼儿建立安全感与信任感,为依恋关系的建立打下情感基础(图1-2)。

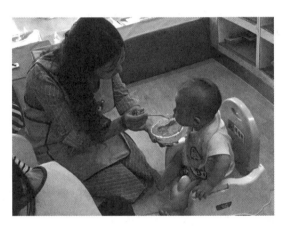

图 1-2　喂养过程中的积极互动

(二)尊重原则

作为名词,尊重具有尊敬、敬意、重视、维护等意思;作为动词,尊重具有慎重对待、谨慎从事、遵守、不损害和不违背等含义。尊重原则指的是婴幼儿所有的生理、心理需求都应该得到支持与回应,即便这一要求是不合理的。国家卫生健康委员会颁布的《托育机构保育指导大纲(试行)》中提出,托育机构保育应遵循四项原则,其中第一项原则就是尊重儿童,坚持儿童优先,保障儿童权利,尊重婴幼儿成长特点和规律。尊重婴幼儿,要求照护者感觉或表现出特别重视的态度,表现出关心或赞赏的意愿,要让婴幼儿感受到被尊敬的状态。对婴幼儿而言,照护者认可他们做的事情,会让他们觉得很有价值。虽然在现实生活中,婴幼儿会犯这样或那样的错误,甚至会做出一些冒险的举动,但是作为回应性照护者,需要明确的是,只有建立在持续的、尊重的、积极的照护基础上的信任,才能让婴幼儿在充满安全感、归属感的环境中健康成长。因此,充分尊重原则要求照护者把婴幼儿看作独立且独特的个体,有着各种各样的发展需求,对正确的、合理的需求要及时满足与支持,对错误的、不合理的需求及时给予回应。

(三)发展适宜性原则

发展适宜性原则指的是照护者提供的照护服务要符合婴幼儿的年龄特征,以及生理与心理发展的需求,能够促进婴幼儿健康、安全地发展。第一,从年龄发展的特征来看,托育机构中乳儿班、托小班、托大班的婴幼儿的生理、心理发展特点存在较为明显的差异,因此,婴幼儿阶段的环境创设虽然在整体上要求安全、自由,但具体到不同的年龄段应有所不同。玩教具的投放、游戏设计的难易度等都要符合各年龄段婴幼儿特点。第二,从儿童个性发展的特点来看,即便是处于同一年龄阶段的婴幼儿,由于遗传基因和教养环境的差异,婴幼儿发展水平也存在巨大差异,例如 16 个月的幼儿有的已经有了初步的语言能力,有的甚至连一个单词也说不出来。因此,要真正做到回应性照护必须遵循适宜性原则,即与婴幼儿的生理、心理发展需求以及年龄特点相适宜。

(四)积极情绪情感原则

积极情绪情感原则指的是在照护过程中照护者始终保持积极的情绪情感状态。回应性照护服务不同于一般的服务,显著区别在于服务对象是易受环境、他人等外界影响的婴幼儿,尿布更换、喂养等行为固然有流程、有技术标准,但更重要的是照护过程中的情绪情感流露。有研究者提出,爱心能弥补技能的不足,而技能却不能弥补情感的不足。所以,积极情绪情感原则是最核心的原则。所有的照护服务技术能否发挥最大的价值,能否给婴幼儿真正带来安全感和满足感,取决于照护者是否有发自内心的关怀与爱。只要照护者心中充满爱,即使照护的过程或技术还不够成熟,那也比冷冰冰的、机械式的熟练照护效果要好得多。

知识拓展

托育机构保育的四项原则

1.尊重儿童。坚持儿童优先,保障儿童权利。尊重婴幼儿成长特点和规律,关注个体差异,促进每个婴幼儿全面发展。

2.安全健康。最大限度地保护婴幼儿的安全和健康,切实做好托育机构的安全防护、营养膳食、疾病防控等工作。

3.积极回应。提供支持性环境,敏感观察婴幼儿,理解其生理和心理需求,并及时给予积极适宜的回应。

4.科学规范。按照国家和地方相关标准和规范,合理安排婴幼儿的生活和活动,满足婴幼儿生长发育的需要。

——节选自《托育机构保育指导大纲(试行)》

第三节　回应性照护和婴幼儿发展

一、婴幼儿发展概述

(一)婴幼儿发展的内涵

"发展"的定义是指个体在其成长过程中,伴随着生理的逐渐成熟与社会生活经验的增长,其心理和生理能力不断提高的变化过程。科学研究表明,0～3岁是婴幼儿体格发育和性格形成的关键期,这种早期的发展对个体的影响可持续终生。婴幼儿早期发展是指0～3岁婴幼儿在身体、认知、语言、情感、社会适应性等方面达到的状态。婴幼儿早期发展主要建立在健康、营养、教育、环境及保护五个方面,从而达到婴幼儿在生理、心理上的满足。不等同于早期教育,它关注的不仅是学习,更重要的是重视家庭、社会对早期整体的生长发育的促进过程。

(二)婴幼儿发展的重要性

德国教育家福禄培尔1840年根据他对婴幼儿教育的实践写道:"人的整个日后的生活,即使到他将要离开人间的时刻,它的渊源都在儿童早期,假如在这个时间受到损害,他的未来之树的胚芽就会受到损害,他则要做最大的努力,克服最大的困难,才能成为强健的人。"美国心理学家布鲁姆在对近千人的追踪研究后指出:假如把17岁的智力水平作为100,那么从出生到4岁将获得智力的50%,4至8岁又获得30%,而8至17岁只获得20%。即人的智力发展主要在前4年,前4年智力等于以后13年的总和。因而在生命早期大脑迅速成长的阶段应给予适当、有效的刺激,使大脑神经元突触的数量大幅度增加,婴幼儿的智力潜能将得到极大的发挥,良好的人格就能形成。如果错过了早期阶段,将会影响后续的成长和发展。因此,了解并重视婴幼儿早期发展的重要性,学习回应性照护的基本知识,是所有照护者重要的职责。照护者应根据婴幼儿生长发育规律和神经心理发育的特点,结合个体差异,开展科学的综合性干预活动,使婴幼儿的身体、认知、语言、情感、社会适应性等达到健康完美状态。

二、婴幼儿发展与回应性照护的关系

回应性照护质量直接影响婴幼儿发展。为婴幼儿提供良好的回应性照护有利于早期发展,帮助他们发挥其最大潜能。

(一)婴幼儿身体发育与回应性照护的关系

婴幼儿的身体发育与照护者的情绪和回应方式关系密切。当婴幼儿患有感冒、发热等常见疾病时,照护者不能在婴幼儿面前表现出失措,应该微笑面对并注意观察,耐心询问婴幼儿是否存在不适,因为愉悦的心情更有利于病情的早日恢复。在陪伴婴幼儿成长发育的过程中,照护者需要保持微笑并积极主动进行应对。

(二)婴幼儿运动能力发展与回应性照护的关系

婴幼儿运动能力的发展与回应性照护的质量紧密相关。在婴幼儿逐渐学会走路的阶段,照护者可以把婴幼儿喜欢的玩具放在不同的地方,从而吸引他们寻找喜欢的玩具。当婴幼儿走到目标地且拿到了玩具时,照护者要及时给予鼓励才能对婴幼儿积极参与运动起到支持作用,为早期运动能力的发展打下良好的基础。

(三)婴幼儿认知发展与回应性照护的关系

照护者给予婴幼儿恰当的回应能丰富其认知经验,提升认知能力。例如,照护者在教婴幼儿认知红色时,让婴幼儿从不同颜色的小汽车中找出红色小汽车,同时语言上进行鼓励:"宝贝,你真棒,红色的汽车好漂亮!"这样的回应会让婴幼儿对认知颜色更感兴趣。因此,照护者应给予婴幼儿充分的关注和积极的回应。

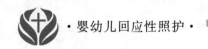
（四）婴幼儿语言能力发展与回应性照护的关系

婴幼儿语言能力的发展与回应性照护的质量密切相关。例如,当婴幼儿想吃水果的时候,照护者要积极引导婴幼儿说出想吃的水果的名称,并且从颜色、形状、味道、数量等属性鼓励他们描述水果的特征。照护者要不断地回应、鼓励和肯定婴幼儿,不仅可以增强婴幼儿语言表达的信心,还可以锻炼语言表达能力。

（五）婴幼儿社会性发展与回应性照护的关系

回应性照护的质量直接影响到婴幼儿的情绪行为和社会性发展。回应性照护要求照护者愉快地与婴幼儿进行互动,活动的形式包括对视、微笑、沟通、摸摸、拍拍、抱抱、亲亲、逗逗等。照护者和婴幼儿之间及时、愉快、安全和稳定的互动体验有助于婴幼儿建立良好的情绪情感,促进其社会性发展。

从以上五个方面来看,我们要充分发挥好回应性照护的作用,从而促进婴幼儿的身体发育、运动能力发展、认知发展、语言能力发展和社会性发展。

扫码在线
答题

第二章 喂养中的回应性照护

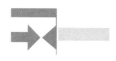

 学习要点

> 1.不同月龄婴幼儿的喂养与发育要点。
> 2.主餐与配餐行为中的回应性照护要点及托育机构膳食环境创设要点。
> 3.父母及隔代养育行为中的回应性喂养及家庭喂养环境创设要点。

思政园地

《国务院办公厅关于促进3岁以下婴幼儿照护服务发展的指导意见》和《托育机构保育指导大纲(试行)》中都提到的一个重要保育原则就是尊重儿童。即坚持儿童优先,保障儿童权利。尊重婴幼儿成长特点和规律,关注个体差异,促进每个婴幼儿全面发展。个体差异大是婴幼儿喂养行为中最基本的特征,本章第一节聚焦不同月龄婴幼儿的喂养与发育要点,具体介绍进食能力需具备的身心发育特征、不同月龄婴幼儿的进食行为要点等。基于以上要点,本章第二节围绕托育机构中喂养的回应性照护展开,主要介绍主餐喂养和配餐喂养要点,具体包含回应性喂养的照护要点、膳食环境的创设与管理等。本章第三节介绍家庭环境中喂养的回应性照护,具体包含家庭喂养环境管理及创设要点、父母及隔代教养中的回应性喂养照护要点。

第一节 不同月龄婴幼儿的喂养与发育要点

喂养是婴幼儿照护中的基本行为,月龄越小,婴幼儿的喂养与发育越呈现个性化的趋势。新生儿第6个月开始进入辅食初期,需经历辅食中期(第7~8个月)、辅食后期(第9~11个月)和辅食完成期(第12~24个月),期间婴幼儿的进食会从母乳喂养发展到幼儿固体食物阶段。在学龄前这个重要的发展过程中,婴幼儿的喂养质量不仅决定了婴幼儿的营养健康水平,还对婴幼儿的身心健全发育有着重要的影响。回应性照护大体可分为"非语言性回应"和"语言性回应"两种,前者主要指保教人员或养育者的表情、态度等非语言性信息的回应;后者指以语言为媒介的回应。基于此,回应性喂养的基础在于首先需要建立以幼儿发展为中心的儿童观,同时掌握不同月龄婴幼儿的发育特征及个性特点。第二,保教人员或养育者需敏感捕捉婴幼儿的进食需求,及时给予语言性或非语言性回应。第三,保教人员或养育者需了解平衡膳食原则,做到按需喂养。

一、0～6个月婴儿的喂养与发育要点

（一）哺乳期婴儿的发育与营养

哺乳期是指产妇用自己的乳汁喂养婴儿的时期。《中国居民膳食指南（2022）》中推荐的母乳喂养期指出生至满6月龄。由于特殊情况无法或不能完全实施母乳喂养的家庭，应当根据新生儿的身体营养状况合理选择喂养方案。刚出生的新生儿已经会吸母乳，吸母乳的原理主要通过以下三个原始反射完成。

第一个是觅食反射。当婴儿处于饥饿的状态时，会张开嘴巴寻找食物，这时将乳头放在婴儿嘴周围，婴儿就会用嘴来完成吸吮的动作。

第二个是吸吮反射。吸吮反射可以协助婴儿将乳头中的乳汁吸进嘴里。

第三个是吞咽反射。婴儿的口中充满乳汁时会通过吞咽反射将乳汁吞咽到胃肠道内。

在进食能力的准备方面，哺乳期婴儿的身心发育主要有以下特征。

（1）0～1个月婴儿。这个阶段的婴儿处于一生中身体发育最快的阶段，他们已经会用哭泣来表达不快的情绪。新生儿刚出生就有快乐与不快乐的情绪，在饥饿、口渴、燥热等情况下新生儿都会通过哭泣表达需求，此时的哺乳行为会让他们的情绪稳定。

（2）2～3个月婴儿。这个阶段婴儿期处于口欲期，逐渐开始有吸吮手指的行为。也就是用嘴来感知外界，而手是婴儿能控制到的唯一身体部位，因此婴儿喜欢把手甚至是拳头放到嘴里感知手的大小。婴儿情绪变得更加丰富，如：大人哄逗婴儿时，会从微笑逐渐发展到笑出声来，愤怒、悲伤、惧怕等情绪也越来越多样。

（3）4～6个月婴儿。这个阶段婴儿的颈部支撑能力明显变强，看到物体时总想伸手去触摸。感知觉发育迅速，5个月时听觉已基本发育完全。声音如果是从耳朵下方传来的，婴儿会先看向声源的一侧，再看向下方。在味觉方面，婴儿本能地喜欢甜味，讨厌苦味、酸味。

（二）哺乳期平衡膳食的基本要点

依据《中国居民膳食指南（2022）》，对0～6个月婴儿母乳喂养提出以下几个基本要点：①产后尽早开奶；②第一口吃母乳，建议纯母乳喂养；③不需要补钙；④每日补充维生素D 400 IU；⑤回应式喂养；⑥定期测量体重和身长。

出生后6个月以内的婴儿主要通过母乳（或配方奶粉）获取生长发育所需的营养。为保证刚出生的新生儿能顺利实现母乳喂养，要点是确保婴儿在含乳时要将整个乳晕和乳房下的皮下组织都包含在嘴中。因为皮下组织中有敏感的泌乳神经，婴儿舌头周围的气浪压迫乳窦时可促进乳房泌出乳汁，便于婴儿吞咽。

"回应式喂养"是《中国居民膳食指南（2022）》中新添加的内容，也是目前婴幼儿喂养的关键概念。在喂养婴儿时，首先需要及时识别婴儿饥饿及饱腹信号，并尽快做出喂养回应，哭闹是婴儿表达信号的最晚表现。其次要按需喂养，不强求喂养的次数与时间。最后，建议喂养者微笑着回应婴儿的眼神需求，以保证婴儿的安全感。

随着月龄的增长，婴儿的吸乳反射逐渐变弱，开始有意识地控制自己的舌头，成人可在这个阶段给婴儿添加辅食。可从以下四个方面判断婴儿是否可开始进食辅食：①颈部是否能够自主立住；②在成人的协助下是否能坐立起来；③是否对食物表现出兴

趣;④把勺子放进口中时,用舌头将勺子推出的吸乳反射是否变少。

(三)平衡膳食安排

对 6 个月以内的婴儿在喂养时应在环境方面达到以下几点要求:①在安静的环境中喂养;②由于婴儿的体温调节能力尚未发育完全,需及时调节室内的湿度与温度。

表 2-1 为 0～5 个月婴儿在不同阶段的喂养要点。

表 2-1　0～5 个月婴儿喂养要点

月龄	母乳喂养时间间隔	婴儿发育要点	婴儿行为要点
0～1	新生儿哭泣时即可喂奶,即按需喂养。平均时间间隔为 3 小时,每次喂奶的时间为 15 分钟左右。出生 2 周之内 1 次喂 60～80 ml,2 周以上 1 次喂 80～120 ml,满 1 个月 1 次喂 120～160 ml。	新生儿阶段的喂养是基于反射行为实现的,喂奶时常出现中途入睡或呛奶的现象。另外,由于新生儿的拒食能力还未发育成熟,因此要注意过度喂养的风险。	哭泣是新生儿表达饥饿需求的主要方式,但如果哭泣过于频繁,需考虑燥热等其他原因。
2～3	喂奶的时间间隔:2 个月婴儿平均为 3 小时;3 个月婴儿平均为 4 小时。每次的喂奶量平均为 160～200 ml,但会出现一时需求量减少的现象。	2 个月左右婴儿开始出现边玩边喝的现象,喝奶速度变缓;3 个月以后厌奶现象变少,婴儿喝奶时被身边事物分散注意力的现象也会减少,进食速度会变快。	婴儿边玩边喝导致喂养时间过长时,可中断 10～15 分钟,或变换抱婴儿的姿势。
4～5	喂养时间间隔逐渐趋于稳定,4 个月时每次喂养 160～200 ml,5 个月以后每次可增至 200～240 ml。开始喂养辅食时,可把其中一次母乳喂养换为辅食喂养,之后再添加母乳。	婴儿吮吸能力变强,喂养时间变短。刚开始辅食喂养时,会出现不愿意喝奶的现象,但一般一周左右会恢复。	需按照固定的时间间隔喂养。成人在婴儿面前进食可增强婴儿食欲和对食物的兴趣。

二、6～24 个月婴幼儿的喂养与发育要点

(一)6～24 个月婴幼儿的发育与营养

婴儿在进入 6 个月时大都可以开始喂养辅食,整个辅食期分为辅食初期(第 6 个月)、辅食中期(第 7～8 个月)、辅食后期(第 9～11 个月)和辅食完成期(第 12～24 个月)。在这几个阶段中,婴幼儿呈现出以下三个身心发育特征。

(1)7～8 个月婴儿。该阶段大部分婴儿已经开始翻身,但也有部分婴儿由于不喜欢趴着的姿势导致翻身较晚。同时,婴儿在成人的协助下逐渐开始独立坐立。这个阶段婴儿的下牙也开始发育。精细动作发展迅速,如能够拿起或者放下细小的物体,喜欢把抓到的物体放进嘴里。

（2）9～11个月婴儿。在没有成人的支撑下也能够独立坐立一会,同时在趴着的时候逐渐从抬起臀部发展到向前爬行。手部的精细动作也变得更加灵活,能用大拇指和其他手指一起抓起积木大小的物体,例如可以拿起磨牙棒饼干、胡萝卜条等大小的食物。由于记忆力的发育,8个月的婴儿开始认生,对不熟悉的人或环境会产生抵触情绪。这个阶段的婴儿会逐渐开始出现食物喜好,通常爱吃常吃的食物,对陌生的口感、形态及口味的食物表现出抗拒。

（3）12～24个月幼儿。该阶段的幼儿从坐着或趴着的姿势逐渐发展到能扶着矮桌子站立起来。当能扶着物体站立时,在平衡能力的发育作用下幼儿渐渐能扶着物体行走。在精细动作方面,幼儿能用双手持握不同的物体,并做到精准抓握,能准确指示图片或物品,能把食物放入碗中。语言能力发展迅速,开始会发出"爸爸""妈妈"等简单的有意思的词语,慢慢会用单个音节的词语表达意思,可以理解简单的如"碗在哪?"等问题。自我意识开始萌芽,自我主张开始变强。

（二）辅食阶段平衡膳食的基本要点

辅食阶段平衡膳食的基本要点包括如下几个方面:①继续母乳喂养;②满6个月开始添加辅食;③辅食从肉、肝泥、铁强化谷粉等糊状食物开始;④仍需要补充维生素 D,400 IU/d;⑤回应式喂养,鼓励逐步自主进食;⑥逐步过渡到多样化膳食;⑦辅食不加或少加盐、糖和调味品;⑧注意饮食卫生及进食安全。

（三）平衡膳食安排

6～24个月婴幼儿的喂养特点及要点如表2-2所示。

表2-2　6～24个月婴幼儿喂养要点

月龄	喂养要求	婴幼儿的行为要点	托育机构保教人员辅助要点
6（辅食初期）	在辅食的初期阶段,建议以"一次辅食＋200 ml的奶量"开始,用勺子将糊状的食物喂入婴儿口中。可以以米粥及米粉开始,逐渐增加食物种类,例如胡萝卜、菠菜及苹果等蔬果。当婴儿吞咽功能逐渐成熟时可增至一日两次辅食喂养。	刚开始进食时婴儿的上唇部尚不会动,逐渐适应后上唇部会主动吸食物,并闭唇吞咽食物。	当婴儿看到食物,口部开始活动时,可以将勺子靠近婴儿口边,等待婴儿主动张口进食。但也有哭着不张口的情况,此时不宜制造紧张气氛,强制喂养。
7～8（辅食中期）	进入辅食中期,建议一日辅食次数为 2 次,食物的硬度为豆腐样,即用舌头能咬碎的程度。此时婴儿从辅食中获得的养分为整体的 30%～40%。奶粉喂养可根据婴儿的食欲控制在一日 5～6 次。	此阶段婴儿会用舌头把食物推到上颚处,和成食团后再吞咽。随着吞咽动作逐渐熟练,此时婴儿容易不咀嚼就直接吞咽,需耐心提醒婴儿。	婴儿逐渐爱吃有一定嚼劲的食物,建议不要把多种食材放在一个餐盘里,而是增加餐盘的数量,来提升进餐的乐趣与仪式感。

续表

月龄	喂养要求	婴幼儿的行为要点	托育机构保教人员辅助要点
9～11（辅食后期）	在辅食后期，婴儿已经学会用大牙咀嚼食物，建议逐渐养成一日三餐的进食规律，食物的硬度为香蕉的软硬。若要添加调料建议少量使用。奶粉喂养可根据婴儿的食欲控制在一日4～5次。	因为婴儿已经可以坐稳，想自己吃饭的意愿变强。此时大牙也在不断发育，婴儿口腔的运动也愈发活跃，自己伸手取餐的行为也逐渐增多。	一日三餐的进餐规律养成需要做到早睡早起，晚餐建议在晚上7点以前完成。同时多准备一些能够供婴儿伸手能拿到的手指食物。
12～24（辅食完成期）	已进入断奶终期，需形成一日三餐的进食规律，还可增加1～2次点心时间，但断奶不等于不喝奶。	幼儿开始用手抓餐，自主进餐欲望变强，容易出现边吃边玩、偏食、吃饭时间变长、不咀嚼吞咽、吐食物等现象。	此阶段第一颗大牙已开始发育，是锻炼咀嚼能力的重要阶段，可提供肉丸子等锻炼咀嚼能力的食物。充分满足幼儿用手抓餐的需求。

三、25～36个月幼儿的喂养与发育要点

(一)25～36个月幼儿的发育与营养

25～36个月幼儿(托班)生长发育速率与25个月前婴幼儿相比略有下降，但仍处于较高水平。该阶段幼儿基本可以实现独立进食，喂靠方式也随之发生变化。建议与家人同桌吃饭。同时，该阶段对各种营养素需要量较高，但咀嚼能力较差。随着幼儿进食自主性增强，需在该阶段建立多样化膳食结构。

(二)幼儿期平衡膳食的基本要点

幼儿期平衡膳食的基本要点包括如下几个方面：①认识食物，爱惜食物；②合理烹调；③培养良好饮食习惯；④每日饮奶；⑤奶类、水果做加餐；⑥足量饮水，少喝含糖饮料；⑦经常户外运动；⑧定期测量体重和身高。

(三)平衡膳食安排

25～36个月幼儿的膳食要求及行为要点如表2-3所示。

表2-3　25～36个月幼儿膳食要点

月龄	膳食要求	幼儿的行为要点	托育机构保教人员辅助要点
25～36	刚结束辅食喂养的24个月幼儿的口腔咀嚼力仅有大人的三分之一，因此尚不能很好地咀嚼纤维含量较多或口感较硬的食物。蔬菜和肉应切成幼儿能用叉子叉起来的大小。食物的硬度应保持在前牙能咬断、大牙能嚼碎的程度。	遇到没有吃过的食物都会问问"这是什么?"。对食物的喜恶逐渐明显，并能用语言表达出来。逐渐掌握勺子和叉子的用法后，手抓吃食的现象会变少。	口渴时喂水，用"这个看起来好香!"等语句提升幼儿对食物的兴趣，关心挑食及食欲较低的幼儿，及时给其鼓励。

第二节 托育机构中喂养的回应性照护

喂养行为是托育机构中最基本的照护行为,喂养场景中保教人员与婴幼儿之间的互动质量对婴幼儿的食欲、饮食规律的养成、对食物的喜好乃至身心健康都有重大的影响作用。高质量喂养的目标应包含"婴幼儿能够有规律地进餐""婴幼儿能品味着进餐""婴幼儿有想一起分享食物的同伴""婴幼儿能够参与进餐及餐品的准备环节中""婴幼儿能主动关心饮食生活及健康"。

一、主餐喂养的回应性照护

主餐在膳食制度中指摄入主食的正餐,一般幼儿园的膳食制度为三餐两点制,两正餐之间的时间间隔不少于 4 小时。早餐能量占全日总能量的 20%～25%,午餐占 30%～35%,晚餐 25%～30%。

知识拓展

婴幼儿不同阶段的吮吸手指行为意味着什么?

其实人类还在胎儿时期就已经有吮吸手指的行为。在胎儿 24 周时就出现吮吸手指的行为,29～32 周时胎儿边吮吸手指边吞咽羊水,这为他们刚出生时实现吸吮反射创造了条件。哺乳阶段,当婴儿的手指放在嘴边时,他们会因为觅食反射而吮吸手指。同时,这个阶段吮吸手指的行为可以锻炼婴儿手眼协调的能力,并通过吮吸手指来确认味道与触感,刺激感官。

到了 1 岁以后的幼儿期,随着幼儿逐渐断奶,从吸发展到咬,其行为意义也发生了转变,精神需求增强。因为这时的吮吸手指行为不仅有满足吮吸本能的作用,还有镇定心情的效果,因此在幼儿感到无聊、困顿、不安或紧张时吮吸手指行为较多见。3 岁以后,随着幼儿语言发育逐渐成熟,在户外与同伴游戏的时间增多,吮吸手指行为会逐渐减少。

(一)《托育机构保育指导大纲(试行)》中的目标和指导建议

2021 年发布的《托育机构保育指导大纲(试行)》(以下简称《大纲》)中规定了以下保育基本原则:

(1)尊重儿童。坚持儿童优先,保障儿童权利。尊重婴幼儿成长特点和规律,关注个体差异,促进每个婴幼儿全面发展。

(2)安全健康。最大限度地保护婴幼儿的安全和健康,切实做好托育机构的安全防护、营养膳食、疾病防控等工作。

(3)积极回应。提供支持性环境,敏感观察婴幼儿,理解其生理和心理需求,并及时给予积极适宜的回应。

(4)科学规范。按照国家和地方相关标准和规范,合理安排婴幼儿的生活和活动,满足婴幼儿生长发育的需要。

在"目标与要求"方面,《大纲》将"营养与喂养"列在保育重点的第一位,其中关于"营养与喂养"的目标和规定如下。

1.目标

(1)获取安全、营养的食物,达到正常生长发育水平。

(2)养成良好的饮食行为习惯。

2.指导建议

(1)制订膳食计划和科学食谱,为婴幼儿提供与年龄发育特点相适应的食物,规律进餐,为有特殊饮食需求的婴幼儿提供喂养建议。

(2)为婴幼儿创造安静、轻松、愉快的进餐环境,协助婴幼儿进食,并鼓励婴幼儿表达需求、及时回应,顺应喂养,不强迫进食。

(3)有效控制进餐时间,加强进餐看护,避免发生伤害。

(二)不同互动行为的特点

1.积极互动的特点

(1)婴幼儿的照护者都觉得自己对于婴幼儿很重要,相信自己与婴幼儿的互动很有价值。

(2)照护者把与婴幼儿的互动放在首位。

(3)既有安静交谈的地方,又有通过活动引发对话产生的地方。

(4)照护者通过停下脚步并和婴幼儿处于同一高度,仔细倾听,给婴幼儿尽量多的关注。

(5)活动提供了很多谈话、讨论和提出问题的机会。

(6)光线、声音和材料都有助于支持高质量的互动。

2.消极互动的特点

(1)照护者不认为他们与婴幼儿的互动是有价值的。

(2)照护者忽略婴幼儿的互动邀请,不停下来认真倾听婴幼儿想说什么。

(3)有太多过于吵闹、不利于互动的地方。

(4)照护者没有给婴幼儿足够的时间思考问题或提出问题。

(5)过于明亮的灯光、嘈杂的噪声和过度的刺激会降低谈话的质量。

(三)0～3岁婴幼儿年度食育目标

1.0～12个月婴儿

(1)完成从母乳到辅食的过渡。

(2)空腹时从纯喝母乳过渡到母乳加辅食。

(3)接触到尽可能多的食材。

(4)让婴儿有想吃的欲望。

2.13～24个月幼儿

(1)从辅食过渡到幼儿食。

(2)从手抓食过渡到用餐具进食。

（3）培养独立进食的欲望。

（4）养成一日生活中进食的时间规律。

3. 25～36个月幼儿

（1）认识不同种类食物，并对其感兴趣。

（2）培养幼儿专注进食习惯、选择多种食物的能力。

（3）鼓励幼儿参与协助分餐、摆放餐具等活动。

（四）0～3岁婴幼儿回应性喂养要点

1. 婴儿班（0～12个月）

（1）在膳食目标制定方面，需按照该年龄段婴儿的发展特点来制订合理的计划，例如，保持紧密的家园合作，合理调整每位婴儿的喂养节奏，并做好摄入辅食的准备。但不应该过度追求目标的达成，应以提升婴儿的食欲为主。同时，根据牙齿与运动能力的发育状况，托育机构在食物的制作和摄入方面应以婴儿能主动吞咽的大小为主，以婴儿能主动进食的引导方法为主。

（2）在膳食环境的创建方面，托育机构首先应及时做好餐具的消毒工作，保证进食卫生。同时，按照该月龄婴儿的身体大小购置相应的餐桌餐椅（图2-1），便于婴儿使用奶瓶、奶嘴、餐勺、饮杯等。最后，应保证合理的进餐光线及室内温度，随时做好补水的准备工作。

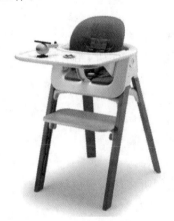

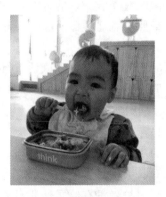

图2-1　婴儿辅食进餐椅示例　　　　图2-2　自主进餐场景

2. 托小班（13～24个月）

（1）在膳食目标制订方面，应充分满足幼儿满手抓食物的需求，锻炼其手眼协调能力，培养其自主进餐的欲望（图2-2）。同时，逐渐养成一日三餐的进餐规律。针对有挑食倾向的幼儿，可建议托育机构保育师向幼儿展示餐点的美味，陪同幼儿一同进餐。

（2）在膳食环境的创建方面，首先餐具的消毒工作依然是重中之重。同时，制作餐点时应确保食材的大小与状态符合幼儿的口腔发育水平。为保证幼儿能更好地使用汤匙，尽量配备有抓手的汤杯（图2-3）。最后，保证幼儿进餐时的坐姿能双腿着地坐实，腿无法着地时可配备相应的脚踏凳。

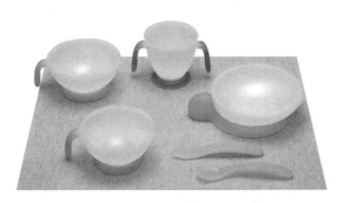

图 2-3 托小班幼儿使用餐具示例

3. 托大班(25～36 个月)

(1)在膳食目标的制订方面,为了让幼儿能够专心进餐,应区分进餐与游戏环境,养成规律进餐的习惯。同时,为了促进幼儿自主进餐,建议使用幼儿便于抓握的餐具。此阶段幼儿已进入反抗期,建议尽量在进餐时鼓励幼儿。

(2)在膳食环境的创建方面,为避免汤汁倾洒,建议使用好清洗的桌布,播放轻柔的音乐,准备与饮食相关的绘本,也可以在游戏区投放一些蔬果玩具。另外,为保证用餐安全,促进师幼互动,此阶段幼儿的饭菜应由托育机构保育师亲自发放。

4. 回应性喂养要点提示 桌椅是否适合婴幼儿的体格以及是否适合婴幼儿的发育阶段,需要注意以下几个要点:①用餐地点的环境是否让人安心,包括声音等听觉刺激、光线及周围环境的视觉信息等;②餐具是否合适;③每一口的量是否正合适;④用餐形式是否符合婴幼儿进食功能的发展要求;⑤用餐速度是否合适;⑥进食需要辅助的情况下,辅助者的位置、辅助的方式方法是否合适;⑦喂养者是否有尊重并鼓励婴幼儿表达的需求;⑧喂养者是否做到及时回应,是否尊重婴幼儿自主进食的需求而非强迫进食。

二、配餐喂养的回应性照护

配餐在膳食制度中指摄入的点心,主要指早点和午点,其中早点所含能量为全日总能量的 5%～7.5%,午点占 5%～7.5%。

(一)配餐营养搭配原则

(1)保证营养平衡。营养配餐要根据婴幼儿的年龄、性别,保证膳食的能量和各种营养素的摄入在一周内达到膳食营养素参考摄入量的要求,恰当分配一天中各餐的食物。

(2)建立合理的膳食制度。膳食以三餐两点制为宜,两正餐之间的时间间隔不少于4 小时。1～3 岁婴幼儿的膳食能量分配:早餐能量占全日总能量的 20%～25%,早点占 5%～7.5%;午餐占 30%～35%,午点占 5%～7.5%;晚餐占 25%～30%,晚餐宜清淡。

(3)选择合适的食物加工、烹调方法。根据婴幼儿的生长发育特点和食物喜好,选择合适的食物加工、烹调方式。要经常变换烹调方法,并注意食物的色彩搭配和食物的造型,以增强婴幼儿的食欲。

（4）合理搭配各种食物。在食谱编制过程中选择的食物要尽量做到多样化（图2-4），一周内菜式、点心尽可能不要重复。食物之间的搭配要合理，食物宜粗细搭配、粗粮细作、荤素搭配、色彩搭配。食物宜清淡少盐，尤其要利用蛋白质的互补作用来提高食物中蛋白质的利用价值。

（5）每日由照护者观察婴幼儿的进餐情况，每周进行反馈整改，每月对婴幼儿进行生长发育监测，及时做出调整。每半年进行精确营养计算一次，并注意参照各月龄婴幼儿的营养素供给量标准加以分析，如有偏差马上整改。

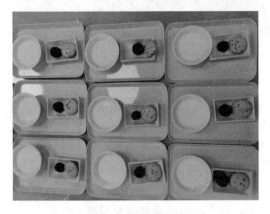

图 2-4　配餐示例

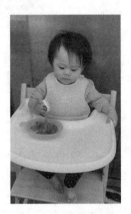

图 2-5　配餐进食场景

（二）配餐回应性喂养要点

（1）餐前应创造愉快、温馨、安静的进餐氛围，使婴幼儿情绪稳定，积极进餐。

（2）分餐时注意冬暖夏凉，特别是冬季，分餐时应注意保暖，随到随盛，少盛多添。

（3）病号点心、过敏餐点须分发到位。

（4）用餐时照护者要引导婴幼儿愉快进餐，避免催促和指责。同时注意观察婴幼儿进餐情况，做好个别护理（图2-5）。

三、托育机构的膳食环境管理要点

（一）托育机构膳食环境的管理

环境是保证婴幼儿身心健康发展的重要因素。与家庭环境有所不同，托育机构是婴幼儿长时间度过集体生活的场所，需要有专业的管理。

1.温度与湿度管理　需要准备好温度计与湿度计，放置在教室、卫生间、走廊、庭院以及大厅的相应位置。

夏季室内适宜温度：30 ℃以下（使用空调时室内与室外的温度差不宜超过 5 ℃）。

冬季室内适宜温度：17～22 ℃。

适宜相对湿度：40%～65%（使用加湿器时需定期清理，以免细菌滋生）。

2.换气

（1）如果室内有天窗，四季都需要开窗换气。

（2）开空调暖风功能时，每天至少 2 小时开一次窗换气，每次 3～4 分钟。

（3）传染病多发期需每日每小时至少换气一次。

3. 通风

(1)为保证室内空气洁净,需把教具摆放在通风良好的位置。

(2)风容易降低婴幼儿的体温,使用风扇或冷风机时不要将婴幼儿身体直接面向风口。

4. 采光与照明

(1)雨天或冬季室内光线昏暗的时候需使用照明。

(2)婴幼儿仰面活动时,为避免眼部受刺激,勿将婴幼儿的睡眠环境安排在荧光灯正下方。

(二)托育机构膳食卫生风险的预防与管理要点

1. 清扫工作

(1)婴幼儿免疫力较弱,因此传染病的预防十分重要,传染病也是卫生风险中优先度最高的一项,其中,清扫工作是卫生管理的重要内容。

(2)婴幼儿毛巾须人人分开使用,使用专用洗剂或香皂,清洗时应保证泡沫多且水分充足,洗剂或香皂本身也应保证洁净程度。

(3)保教人员洗手后用干净的毛巾擦干水。

(4)配置易于清洗的婴幼儿玩具,确保每日清洗。

(5)玩偶、纺织类及寝具等物品需定期清洗,并在阳光下或高温杀菌。

(6)定期驱虫及清理动物粪便,保证室内外环境的清洁。

(7)传染病流行时期需使用消毒液,及时处理污染物,并保证园内相关信息的共享。处理污染物时使用一次性手套、口罩等装备,处理完毕后迅速将其密封管理。

2. 卫生风险的管理要点

(1)春季卫生风险的管理要点主要包括以下几点:①每日监测室温、湿度与通风状况;②掌握过敏婴幼儿的情况,做到个性化应对;③确保生活用品及玩教具的清洁;④引导婴幼儿养成刷牙的习惯。

(2)夏季卫生风险的管理要点主要包括以下几点:①戏水游戏前后须检测婴幼儿体温,并及时剪指甲,确认眼部充血及排便状况;②婴幼儿活动间隙勤补水;③注意防暑,督促婴幼儿勤戴帽子,管理好温度与湿度,调整活动时间及强度;④做好蚊虫叮咬的预防与处理;⑤展开面向多类型游戏的安全教育。

(3)秋季卫生风险的管理要点主要包括以下几点:①加强刷牙指导,防治虫牙;②培养勤洗手的习惯,在日常生活中预防传染病;③掌握每位婴幼儿的日常体温,及时关注温度变化,做好衣物的更换;④针对流鼻涕、腹泻、呕吐等症状,及时实施传染病预防策略;⑤配合好疫苗接种工作。

(4)冬季卫生风险的管理要点主要包括以下几点:①关注湿度变化,注意空气不要过度干燥;②确认婴幼儿皮肤状态,保证湿润;③推进家园合作,共同培养婴幼儿规律的生活节奏;④定期对教玩具实施维修与检查。

第三节　家庭环境中喂养的回应性照护

　　家庭是婴幼儿最主要的生活场所,喂养是家庭养育中最基本的行为(图 2-6)。回应性喂养的意义不仅仅在于营养的充分达成,还在于可以培养婴幼儿"对事物的关心"以及"对他人的信任"。而回应性照护最基本的实现方式是对膳食环境的管理与改造,基于环境展开保育,尤其对语言能力发育尚未完全的婴幼儿影响重大。

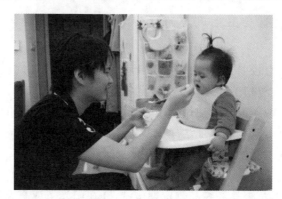

图 2-6　家庭喂养环境

一、家庭照护环境管理要点

(一)声音环境

　　在嘈杂的环境中,婴幼儿很难集中注意力,这对婴幼儿的倾听和表达能力会产生负面影响。有利于互动的环境是指能够让婴幼儿轻松展开交流的环境。安静且平和的声音环境能够让婴幼儿更加专注,保证婴幼儿在进餐时有更安定的情绪。而持续的噪声不仅会"扰乱注意力",同时还会"提高整体压力水平,增多压力场景,因而影响人们的健康"。以下是家庭喂养照护中常见的不良声音环境:

①电视机或手机一刻不停地在播放。
②总能听到很大的噪声。
③没有让婴幼儿独处的安静空间。

(二)光线环境

　　研究表明,自然光比人造光更有利于人的成长。人造光与头痛、某些视觉损伤恶化,以及情绪变化息息相关,早期教育环境中的光线是如何被选择和使用的,这一点十分重要。家庭中,可以使用百叶窗消除眩光,尽可能使用自然光。以下是家庭喂养照护中常见的不良光线环境:

①过度使用人造光。
②光线过暗,看不到婴幼儿的表现。
③玻璃上有过多的装饰遮挡光线。

（三）位置

设备和家具的位置对早期教育的互动质量有明显的影响，也就是家庭中是否有能够让婴幼儿专心用餐的环境十分重要。如果婴幼儿进餐时总是被分心，那么他们的专注力将受到影响。婴幼儿在固定的地方进餐能促成进餐习惯的养成，并增强其安全感。以下是家庭喂养照护中常见的不良位置设定：

①没有固定的用餐场所。

②用餐环境中干扰因素较多。

二、父母的回应性喂养照护

要做到回应性喂养照护，家长须与婴幼儿同频，敏感地捕捉婴幼儿发出的不同需求，包含手势、哭声、面部表情等各种信号。以下是家庭中回应性喂养照护的案例介绍。

场景：2岁幼儿贝贝遇到了不爱吃的青椒，一看到青椒就推开手不吃，左顾右盼，并伴随撒娇。

（一）反面案例

母：（无视幼儿的情绪）宝宝快吃，不吃的话会长不高个子。

幼：不要不要（开始哭泣）。

父：不吃饭不是好孩子，快听话吃饭。

幼：（哭声逐渐变大。）

母：怎么又哭了，爱哭的孩子妈妈可不喜欢。

（二）正面案例

母：（与幼儿保持同高，正视幼儿的眼睛）宝宝是不喜欢吃青椒对吗？告诉妈妈。（正面提问，与幼儿保持情绪共振）

幼：（幼儿红了眼眶）嗯……

母：（摸摸幼儿的头）妈妈记得宝宝自己还种过小青椒呢，你还给它浇水呢。（接受幼儿的情绪，并移入以往经验）

幼：嗯，是的。

母：（妈妈微笑着）你看看你的小碗里就有自己种的小青椒哦，它在等着你呢。（给出合理的观点，等待幼儿的变化）

幼：（有些犹豫地望着青椒。）

父：（拍拍幼儿的肩）可以把爸爸妈妈吃的青椒拿过来吗？我们陪你一起吃。（进一步明确观点）

幼：（小声说）好的。

母：（妈妈边吃着自己的青椒边说）宝宝真棒，妈妈觉得青椒真的很好吃呢。（正面鼓励，增强共情）

父：（微笑看着幼儿，给予其肯定的眼神。）

以上案例中包含了语言性回应和非语言性回应,正面案例展现了"正面提问"→"情感共振"→"接受幼儿情绪"→"移入已有经验"→"给出合理建议"→"正面鼓励"的系列回应性行为,有效地提升了日常饮食行为中出现挑食与偏食现象时的亲子互动质量。表 2-4 是亲子互动中关于"回应性"质量的重要指标,值得重点参考。

表 2-4　回应性亲子互动指标

指标内容	亲子互动行为
关注婴幼儿所做的事情。	父母通过评论、表现出兴趣、帮助或参与婴幼儿活动等方式来关注和回应他们所做的事情。
改变节奏或活动以满足婴幼儿兴趣或需求。	父母尝试一个新活动,或加快(减慢)一个活动,以回应婴幼儿所看、所触、所说或情绪。
对婴幼儿活动或兴趣点的变化保持灵活性。	父母接受婴幼儿对一种新活动或玩具的选择,或对这种变换及对婴幼儿不寻常的玩法(不论有无玩具)表现出随和。
顺应婴幼儿尝试做的事。	父母回应并参与婴幼儿的活动。
回应婴幼儿的情绪。	父母通过表现出理解或接受,提出解决建议,重新吸引婴幼儿参与,命名或描述他们的情绪,表现出与婴幼儿相似的感受或同理心来回应他们积极或消极的感受。
当婴幼儿说话或发声时看着婴幼儿。	当婴幼儿发出声音时,父母要清楚地看着婴幼儿的脸,或者父母把位置和头朝婴幼儿的方向移动(如果看不到眼睛或婴幼儿的脸)。
回复婴幼儿的言语或声音。	父母重复婴幼儿说的话或发出的声音,谈论婴幼儿说的或者可能会说的,或回答婴幼儿的问题。

三、隔代教养中的回应性喂养照护

隔代教养是指在共同阅读或游戏中,祖辈与婴幼儿在语言、动作、情感、观念等方面相互作用、相互影响的动态过程。在我国,隔代教养现象无论是在城市还是在农村都非常普遍。有调查显示,在城市地区女性祖辈参与育儿的比例高达 70%,而在农村地区,祖辈参与育儿更是普遍,甚至祖辈成为主要教养人,存在大量的隔代教养家庭。祖辈的养育方式、养育质量会影响婴幼儿的发展,因为祖辈、父辈因育儿而形成的独特家庭氛围对婴幼儿发展影响很大。研究发现,支持性的共同养育关系对婴幼儿的发展具有积极作用,而冲突性的共同养育关系则不利于婴幼儿的发展。

(一)已有研究中隔代教养的优点

(1)减轻年轻父母的育儿压力和经济负担。

(2)与祖辈一起生活能促进婴幼儿社会性发展。

(3)为婴幼儿的发展提供良好的情感基础,祖辈的宽容、平和等美德可以通过隔代教养的方式传递给孙辈。

(4)在单亲家庭或是低收入家庭中,祖辈的参与对婴幼儿的自尊、情感以及社会性发展都具有积极的补偿作用。

（二）已有研究中隔代教养的问题点

（1）父辈家长灵活顺应婴幼儿，祖辈家长易忽视需求。有研究表明，祖辈与父辈洞察能力高低不同，父辈家长在与婴幼儿互动的过程中更倾向于从婴幼儿视角对其心理状态进行解读，而祖辈家长会忽略这些。

（2）父辈家长鼓励自主探索，祖辈家长主导性强。有研究表明，在婴幼儿遇到困难时，祖辈家长有更少的等待，也较少给建议，而是直接动手帮婴幼儿解决困难以获得一个满意的结果。

（三）隔代教养中回应性喂养策略

（1）增强敏感性，为婴幼儿发展提供适宜支架。家长要增加与婴幼儿之间的非目的性优质时间。非目的性优质时间是指照料者完全陪伴在婴幼儿身边而不去指挥婴幼儿的行动，比如只是在婴幼儿的旁边并随时给予回应，却不指导和约束婴幼儿的行为。例如陪伴在婴幼儿身边做好进餐准备，随时关注婴幼儿的进食需求，等待婴幼儿主动张口时再配合喂养行为。

（2）增强反思意识。在与婴幼儿的互动过程中，全身心投入，对婴幼儿的信号保持敏感性，并对自己的互动行为进行自我监控，控制自己占上风的自动化行为，将"所倡导的观念"转变为"所采用的观念"。例如，反思自己是否忽视婴幼儿的咀嚼速度而自顾自地加快喂养频率。

（3）加强代际沟通，促进教养合力形成。父辈应认可祖辈的养育贡献并承担教养主责，祖辈应主动向父辈学习科学的教养观念与方法。有研究认为，祖孙互动不仅有利于婴幼儿的社会化，还能够帮助婴幼儿更好地学习社会的优秀文化。因此，父辈应给予祖辈充分的信任。

扫码在线
答题

扫码看课件

第三章　排泄中的回应性照护

思政园地

　学习要点

> 1. 不同月龄婴幼儿的排尿和排便特点。
> 2. 婴幼儿排泄异常识别与照护。
> 3. 尿布的选择、回应性尿布更换方法。
> 4. 幼儿如厕训练的时机、基本内容和方法。
> 5. 自主如厕场景中回应性照护的内容和方法。
> 6. 托育机构中良好如厕的物质环境、人文环境的创设方法。
> 7. 家庭环境中良好如厕环境和氛围的创设方法。

　　尿液和粪便可以带走人体内的有害物质,排泄物的性状和次数也能够反映婴幼儿的进食、消化情况,它是婴幼儿身体健康与否的一项参考指标。正常的排泄对于婴幼儿的生长发育有着重要影响,婴幼儿从需要成人帮助更换尿布到辅助练习如厕,再到可以自主如厕,每个阶段都有着不同的照护要点,本章节将重点介绍不同月龄婴幼儿的排泄特点,以及如何在排泄中对婴幼儿进行回应性照护,帮助照护者了解并掌握不同月龄婴幼儿在不同情境下回应性排泄照护的方法。

第一节　不同月龄婴幼儿的排泄特点

　　尿液是显示婴幼儿身体健康情况的指标之一,大便的次数和性状反映着胃肠道的生理、病理状态。婴幼儿的大小便反映着其进食量和消化情况,是判断婴幼儿是否健康的晴雨表,照护者应多留意、观察,以便及时发现婴幼儿身体健康异常。

一、0～6个月婴儿的排泄特点

(一)0～6个月婴儿的排尿特点

　　0～6个月婴儿还不能进行自我控制,任何情况下都有排泄需求,其膀胱的容量为5～80 ml,并且无法憋尿,往往会在无意识中排尿。婴幼儿的正常尿量随年龄而异,尿量过多或过少都不正常。此外,摄入水分的多少、活动量的大小和环境温度的高低等因素也会影响尿量,婴儿的日常排尿量在生病、发热或气温非常高时可能出现骤然减半现象,但仍在正常范围内。一般情况下,新生儿出生后24小时就开始排尿,其每日尿量为

$300\sim400$ ml,$2\sim3$ 个月婴儿每日尿量为 $400\sim600$ ml。

尽管婴儿的排尿次数具有很大的个体差异,与年龄、进食奶量、奶水质量等都有关系,但基本发育规律是年龄越小,排尿次数越多。一般婴儿吃奶后会排尿,当其感到尿布不舒适时就会哭泣。需要说明的是,尿液本身不会让婴儿哭泣,但尿布潮湿会带来不适感。

新生儿出生后的最初几天,排出的尿液颜色较深,呈浓黄色,稍显混浊,放置后呈淡红色,这是尿酸盐的结晶,这种情况数天后会自行消失,如果没有消失则需要及时到医院就诊。一般来说,此阶段婴儿正常新鲜的尿液大多是无色、透明或呈浅黄色。

婴儿刚排出的新鲜尿液一般是无气味的,放置一段时间后,因尿中的尿素分解为氨,会出现明显的氨臭味。如果刚排出的尿液除了氨臭味,还有平时没有闻到过的异味,则有可能婴儿的健康出现异常,照护者需要及时送婴儿去医院就诊。

排尿不会有痛感,如果照护者发现婴儿排尿时有任何不舒服的表现,则可能出现婴儿尿道感染或其他问题,需要及时就医咨询。

(二)$0\sim6$ 个月婴儿的排便特点

婴儿大便的次数和性状常反映着胃肠道的生理、病理状态,不同月龄及不同饮食条件下的大便次数和性状可能出现较大的差别,因此观察婴儿的大便情况非常重要。

婴儿排便是无法自我控制的,新生儿最初几天排出的粪便称为"胎便"或"胎粪"。在出生前,胎儿肠道中便已有胎便产生,胎便是其最早的肠道分泌产物。胎便呈黑色或墨绿色,黏稠,无臭味,多在出生后 12 小时内开始排出,出生后 $2\sim3$ 天排清。有的新生儿胎便排出迟缓,会加重黄疸。如果新生儿出生后 24 小时内无胎便排出,应考虑是否有消化道畸形。

完全以母乳喂养的婴儿大便呈黄色或金黄色,稠度均匀如药膏状,偶有细小乳凝块,有酸味但不臭,一般每日排便 $2\sim4$ 次。新生儿期排便次数较多,每日 $2\sim5$ 次,10 次内都属于正常。母乳喂养的婴儿如果出现大便较稀、次数较多等情况,只要婴儿精神状态及吃奶情况良好,体重增加正常,没有排便困难、腹痛、胀气的情形,此为"生理性腹泻",属于正常现象,照护者不必担忧,待婴儿慢慢长大,此种情况会消失。

混合喂养的婴儿大便呈淡黄色,量多且成形,乳凝块含量增多,略带臭味,每日排便 $2\sim3$ 次。

大便的颜色和质地偶有变化是正常的,当照护者发现婴幼儿大便颜色或质地出现短暂异于平常时,无需惊慌,需要继续观察,一般会自行转好。

二、$7\sim24$ 个月婴幼儿的排泄特点

(一)$7\sim24$ 个月婴幼儿的排尿特点

随着半流质辅食的添加以及肾功能的逐渐完善,$7\sim14$ 个月婴幼儿膀胱渐渐可以储存尿液,膀胱的容量达到 180 ml 左右。此时婴幼儿可以感到尿液的累积,并且可以判断自己"要嘘嘘了"。当婴幼儿要排尿时会突然定住不动,会用哭泣、发出声音来告诉照护者。12 个月内的婴儿每日排尿量为 $400\sim500$ ml,每日排尿次数为 $15\sim16$ 次。

15～24 个月幼儿明白"尿出来了"的感觉,会通过动作向大人传达这一信息。此阶段的幼儿即使兜着尿布依然会有排尿的感觉,当有"已经尿了""想要尿尿"的感觉时,会通过动作、简单的语言传递出来让照护者知道。这一时期幼儿排尿的间隔一般会超过 2 小时,排尿次数每日 10 次左右。需要注意的是,幼儿每日尿量少于 200 ml 为少尿,夏季如果幼儿尿量少且饮水少,室内温度较高时,幼儿较容易出现脱水热情况,照护者需引起重视。

24 个月幼儿的膀胱容量约为 200 ml,能够储存较多尿液。幼儿有了"想尿尿"的感觉时,会提前告知照护者,不会立刻尿出,对尿液的控制力也提高了,能够忍耐到上厕所,排尿次数每日 7～9 次。该阶段的幼儿在午睡前和午睡后可能出现尿布依然干燥的情况,此时幼儿可以开始进行如厕训练。

(二)7～24 个月婴幼儿的排便特点

7～14 个月婴幼儿对大便的自控意识要比对小便的自控意识形成早一些,因为肛门括约肌对固态的大便的控制比尿道对液态的尿的控制要容易得多。当婴幼儿开始吃辅食后大便开始变硬,颜色变为褐色,大便次数每日 1～3 次。此时的婴幼儿可能会出现便秘,照护者需留意婴幼儿大便的状态,注意其是否存在拉肚子或便秘的情况。配方奶喂养的婴幼儿大便次数较少,呈淡黄色或土灰色,一般会干燥、粗糙一些,质地较硬,常混有灰白色的"奶瓣",略带一些酸臭味,每日排便 1～2 次,个别婴幼儿会隔天 1 次。添加辅食后,随着辅食数量和种类的增多,婴幼儿大便的性质开始慢慢接近成人,颜色变得较暗,质地越来越稠,气味也越来越重。摄入蔬菜水果较多的婴幼儿,大便较为松软;鱼、肉、奶、蛋类摄入较多的婴幼儿,大便较硬些,且气味也臭一些。添加辅食后,婴幼儿排便次数减少,12 个月后的幼儿一般每日排便 1 次。

15～24 个月幼儿会产生"想便便"的感觉,此时幼儿想要大便时会出现憋气、使劲抓稳桌椅等现象。此时的幼儿生理和心理发育开始逐渐成熟,能够听懂照护者如"臭臭""便便"等口语提示,并且能够做出反应。15～24 个月的幼儿开始对厕所和坐便器产生好奇,会愿意尝试去使用坐便器。24 个月幼儿的大便次数每日 1～2 次。

三、25～36 个月幼儿的排泄特点

(一)25～36 个月幼儿的排尿特点

25～36 个月幼儿的膀胱容量为 100～250 ml,可以感觉到尿液的累积。此时的幼儿对膀胱的控制力提高,开始有意识排尿,当其感到"想要尿尿"后,虽然可以有意识地控制排尿,但时间较短,在其到达厕所前是可以憋住的,当然一般不会出现憋尿到极限了才想着上厕所的情况。此时的幼儿渐渐可以自己去厕所进行排尿,每日排尿量为 500～600 ml,每日排尿次数为 10 次。36 个月后幼儿每日排尿次数为 6～7 次。

(二)25～36 个月幼儿的排便特点

25～36 个月幼儿的大便差不多接近成人,颜色较暗,质地较稠,气味也越来越重,一般每日排便 1 次。此时的幼儿对肛门肌肉的控制力提高,可以自己去厕所进行排便,也能够完全听懂照护者的口语提示,基本具备控制大便的生理能力。该月龄段不兜尿

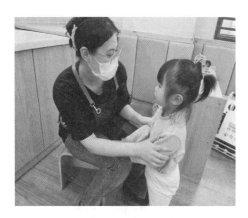

图 3-19　发现幼儿尿裤子

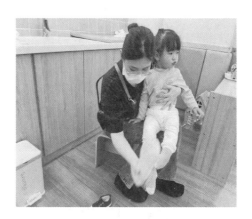

图 3-20　及时脱下湿裤子

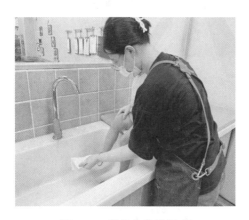

图 3-21　帮幼儿清洗尿液

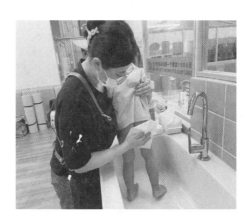

图 3-22　帮幼儿擦拭屁股

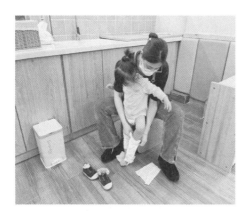

图 3-23　帮幼儿换上干爽舒适的裤子

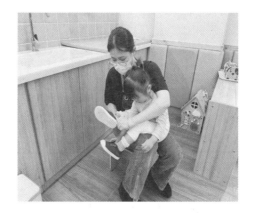

图 3-24　帮幼儿穿好袜子、鞋子

2. 幼儿尿床的回应性照护　这一阶段的幼儿已经萌发了"害羞"的情感，也明白尿床是一件不太光彩的事情。当幼儿出现尿床情况时，保育师要注意不在幼儿面前将尿床问题化，因为尿床后周围人对这件事的反应可能会伤害到幼儿，当幼儿不尿床时要给予及时表扬。具体操作流程参考图 3-25 至图 3-32。

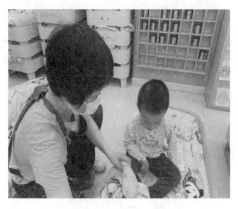

图 3-25　发现幼儿尿床

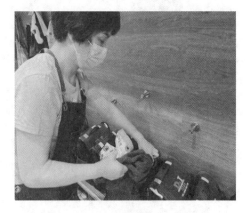

图 3-26　从书包里取出干净衣物

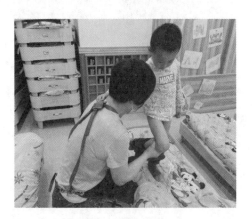

图 3-27　及时脱下湿裤子

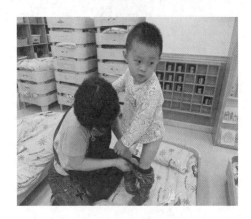

图 3-28　换上干爽舒适的裤子

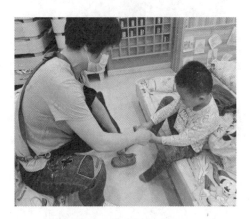

图 3-29　给幼儿穿上鞋子

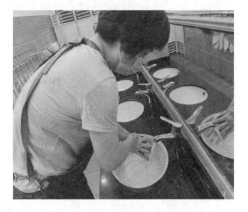

图 3-30　及时清洗尿湿的裤子

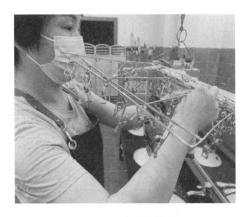

图 3-31 晾晒湿裤子

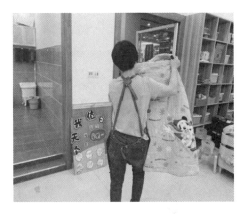

图 3-32 晾晒尿湿的被子

3. 坐便器弄脏的回应性照护 因为自主如厕动作不熟练,幼儿弄脏坐便器是常有的事。当事情发生时,保育师也不必责备幼儿,而是要温柔地安慰幼儿,可以和幼儿说诸如"你看擦干净啦""没事哦"等安慰的话,并同时做好清洁卫生处理。保育师打扫清洁的模样也会激发幼儿要清洁使用厕所的意识。事后,保育师也要提醒幼儿如果以后再发生这种事,不要害怕,记得及时告诉老师,以免其他来上厕所的幼儿弄脏屁股和裤子。具体操作流程参考图 3-33 至图 3-49。

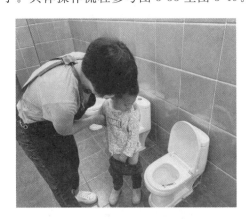

图 3-33 发现幼儿弄脏坐便器

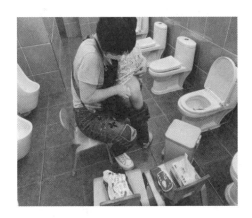

图 3-34 帮幼儿清洁臀部

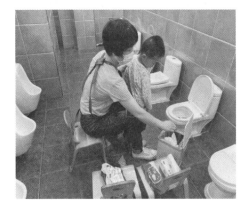

图 3-35 把脏纸巾扔入垃圾桶

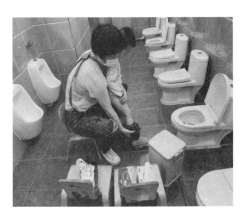

图 3-36 脱掉幼儿的脏裤子

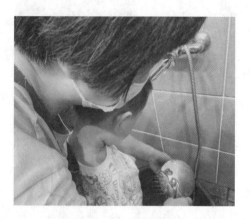

图 3-37 保育师调试水温

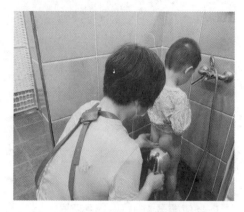

图 3-38 帮幼儿清洗屁股

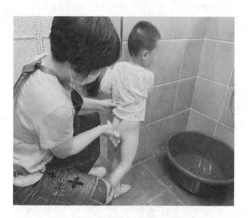

图 3-39 帮幼儿擦拭屁股

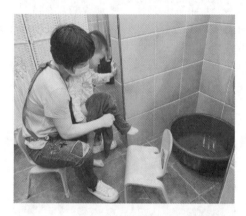

图 3-40 帮幼儿穿上舒适干爽的衣物

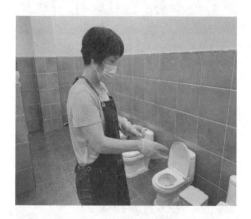

图 3-41 戴上橡胶消毒手套

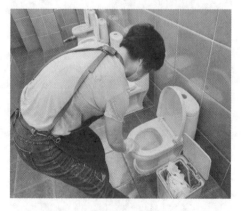

图 3-42 清理坐便器上的大便

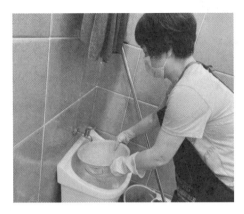

图 3-43　接干净的清水

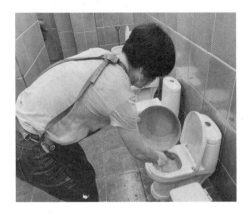

图 3-44　清洗坐便器的盖子

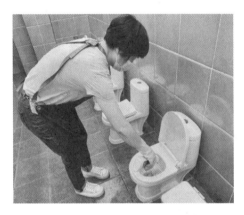

图 3-45　在马桶里滴入洁厕液

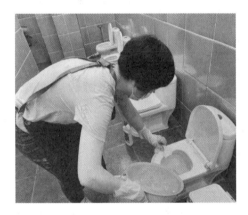

图 3-46　再次清洗坐便器的盖子

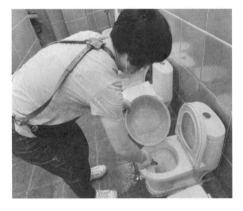

图 3-47　彻底清洗马桶

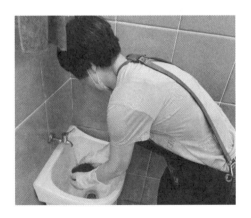

图 3-48　清洗脏裤子

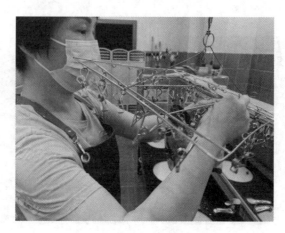

图 3-49 晾晒湿裤子

4. 大小便异常的回应性照护 幼儿排泄中及排泄后,保育师要细心观察,及时发现并正确应对幼儿的异常大小便问题。提前储备识别与处理婴幼儿大小便异常的知识,耐心询问幼儿的排泄感受,将异常情况详细记录,及时告知保健医生,必要时联系家长并及时送医就诊,后期做好跟踪观察与记录,与家长合作,共同促进幼儿健康成长。

(三)警惕幼儿如厕时的安全隐患

幼儿如厕时,往往存在许多安全隐患。如果保育师的安全意识不强、观察不细致、工作不细心,很可能会导致许多意外事故的发生。下面列举幼儿如厕时的一些安全隐患。

(1)盥洗室地面有水渍或防滑垫铺设不当,增加幼儿滑倒概率。

(2)盥洗室地面清洁不到位,如留有果皮、袋子等杂物,容易导致幼儿滑倒。

(3)盥洗室清洁工具未按要求摆放在固定位置,致使幼儿绊倒。

(4)同一时段如厕幼儿人数过多,空间环境拥挤,幼儿出现争执、挤推行为,容易出现推倒、跌倒等情况。

(5)马桶座圈松动,导致幼儿坐不稳,容易摔倒。

(6)水龙头里水温过高,幼儿洗手时容易出现烫伤。

(7)水龙头水流过大,幼儿洗手时易溅湿衣服。

(8)清洁消毒用品未按要求放在指定位置或上锁,导致用品被打翻或被幼儿误食。

保育师要增强安全意识,对幼儿如厕中可能出现的安全隐患进行提前规避,保证幼儿安全、轻松地如厕。

初入园的幼儿对如厕环境的改变、蹲便方式、自己穿脱裤子等方面不适应,这些改变可能加重他们如厕时的焦虑心理,影响其身心健康。鉴于此,保育师应在接纳幼儿原有习惯的基础上耐心照护和引导,逐渐培养幼儿良好的如厕习惯。保育师可以通过观察幼儿排泄情况、与家长沟通交流等方式,了解幼儿原有的排泄习惯,比如排泄时间、次数、性状等。入托初期,保育师可适当接纳幼儿在家中的部分如厕习惯,比如,允许幼儿自己带小马桶、按照自己习惯的时间点如厕等;还可以用游戏化的排泄记录方式,激发幼儿排泄的兴趣,引导幼儿逐渐养成在托育机构定时排便的习惯。

四、托育机构如厕环境创设要点

如厕环境的优劣对于幼儿是否能轻松如厕至关重要。保育师应该注重良好如厕环境的创设,因为丰富的环境既可以激发幼儿的如厕意愿,帮助幼儿理解养成良好如厕习惯的重要性,促使幼儿积极、主动、愉悦地如厕,又可以起到隐性的教育功能。如厕环境的创设可以从物质环境创设和人文环境创设两方面着手。

(一)创设良好的如厕物质环境

托育机构可以在厕所或生活照护区设置一个尿布台,方便给婴幼儿更换尿布,特别是开设婴儿班的托育机构,尿布台是必备的(图 3-50、图 3-51)。尿布台的尺寸、面积应符合婴幼儿生长发育要求,台面铺上软硬适宜的垫子,使婴幼儿躺在上面感觉安全、舒适。尿布台四周需要设置更换尿布所需物品的摆放区,保育师在摆放区内提前准备好婴幼儿更换尿布时可能需要用的物品,如干净的尿布、隔尿垫、毛巾、婴儿纸巾、婴儿湿巾、护臀膏、垃圾桶、小盆等,这样保育师在抱婴幼儿到台面时,物品都在触手可及之处,方便及时为婴幼儿更换尿布,同时也能保证婴幼儿的安全。每次更换尿布后,保育师都需要对尿布台进行清洁、消毒,保持尿布台的清洁卫生,特别是为病儿更换尿布后尤其要做好消毒工作,避免造成疾病传染。

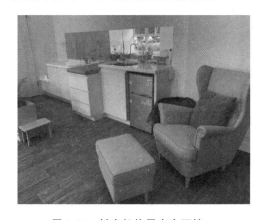

图 3-50 托育机构尿布台环境一

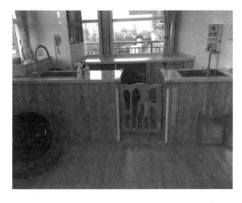

图 3-51 托育机构尿布台环境二

幼儿如厕前,保育师应事先为幼儿创设良好的如厕环境,包括空间大小、光线、通风等的准备,坐便器、便池、马桶、地面的清洁消毒等的准备(图 3-52、图 3-53),以及幼儿洗手肥皂(或洗手液)、擦手毛巾和厕纸的准备等。

厕所环境通常应保持地面干燥、清洁明亮、空气流通、无异味的状态(图 3-54、图3-55),不要出现较暗、有破损的地方,如果出现破损处应及时修缮。环境不够规整可能导致幼儿不愿意去厕所。马桶上加上马桶圈或马桶垫可使幼儿在如厕时感到更加舒适。建议保育师每日在幼儿午睡后及离园后,分别对厕所进行彻底清洁、消毒。

保育师应根据班级幼儿实际需要,及时补充足量的、方便幼儿取用的如厕用品,具体摆放要求参考如下:①洗手液、消毒毛巾、纸巾等用物准备齐全;②水池台面两边各放一瓶洗手液并按线摆放,方便幼儿取用与归位;③备好消毒毛巾,一人一巾,未使用的与已使用的分区放置,避免污染、误拿;④将纸巾按幼儿实际需要的尺寸裁好,放在纸盒

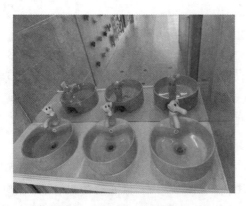

图 3-52　托育机构如厕环境一

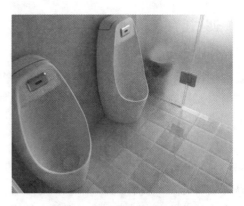

图 3-53　托育机构如厕环境二

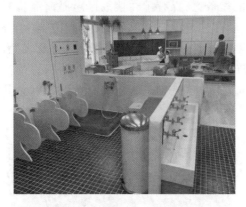

图 3-54　托育机构如厕环境三

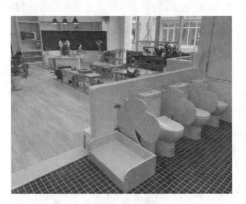

图 3-55　托育机构如厕环境四

内,摆放的位置和高低以方便幼儿蹲在便池上或坐在便器上取用为宜;⑤纸巾架或纸巾盒的安装须牢固且便于清洁消毒(图 3-56、图 3-57)。

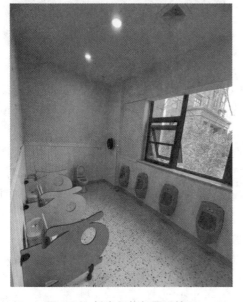

图 3-56　托育机构如厕环境五

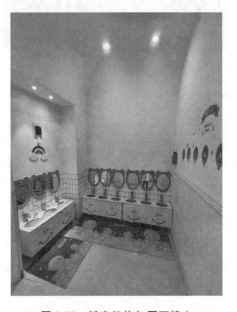

图 3-57　托育机构如厕环境六

托育机构班级的厕所墙面也是一个教育的好场所,保育师可以将必要的保育规则融入墙面环境中,创设隐含规则的教育环境,对幼儿的良好如厕习惯的养成起到积极的促进作用。比如为了让幼儿喜欢上厕所,可以在厕所的墙上、门上贴幼儿喜欢的照片和图画等。

（二）创设促进幼儿如厕的人文环境

温馨、轻松的如厕环境有助于幼儿克服不愿在托育机构如厕的紧张情绪,促进幼儿养成良好的排泄习惯。保育师应在每个活动的过渡环节提醒幼儿如厕,做到语气亲切柔和,且不强迫幼儿如厕,允许幼儿根据自身情况随时如厕。对个别排便困难或不会蹲便的幼儿,可允许幼儿使用坐便器,保育师也可适当陪伴,消除幼儿的紧张心理,使其逐步学会自己如厕。保育师可以利用墙面创设故事情境,比如在厕所墙面上粘贴幼儿熟悉的故事角色,创设有趣的故事情境,帮助幼儿轻松如厕。在厕所播放幼儿喜欢的音乐,也可以起到缓解幼儿心理排斥的作用,从而使幼儿在轻松、愉快的氛围中如厕。对将排泄物不小心弄到身上的幼儿,保育师需要做到不批评、不埋怨、不当众换洗,耐心地安慰幼儿,保护幼儿的自尊心,特别是那些性格比较内向、敏感、心思细腻的幼儿（图3-58、图3-59）。鼓励幼儿遇到困难时主动寻求帮助,保育师可以教给幼儿寻求帮助的方法,比如告诉幼儿当他尿湿裤子时要马上告诉老师,且在幼儿做出这些行为时给予积极肯定与鼓励。保育师还可以和幼儿一起讨论、制订如厕规则,引导幼儿做到安全自护,如人多时不着急,排好队一个一个来,注意地面,当心滑倒等。

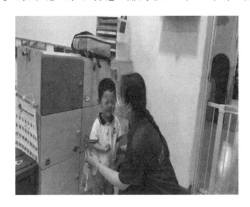 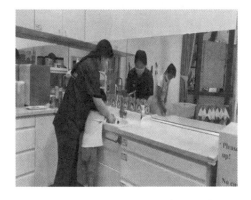

图3-58　保育师安抚幼儿情绪　　　　　图3-59　保育师陪伴幼儿完成便后清洁

畏惧大便是幼儿进入托育机构后的一大难题。有的幼儿由于害怕、紧张,不愿在托育机构里排便,因而常常憋便或直接拉在裤子里;有的幼儿依赖性强,大便时需要成人陪同;还有的幼儿常常因贪玩而憋便。这些不良的排便习惯,往往容易让幼儿因紧张心理而不愿来托育机构,也可能会导致家长和托育机构之间的误会。因此,需要保育师对幼儿进行细心的观察和了解,用适宜的方法帮助他们养成良好的排便习惯。

第三节　家庭环境中排泄的回应性照护

家庭作为婴幼儿的第一养育基地,是婴幼儿生活的主要场所,家庭环境中排泄照护与托育机构中的排泄照护是有区别的。相较于托育机构中排泄照护的规范性、计划性、群体性,家庭环境中的排泄照护更加具有随意性、个别性,家长在对婴幼儿进行排泄照护中更加注重亲子互动、一对一个别化指导。家长应掌握婴幼儿排泄生理与生长发育的关系,学习如何在家庭环境中做好回应性排泄照护,促进婴幼儿良好如厕习惯和独立如厕能力的养成,帮助婴幼儿建立健康的行为和生活方式。由于托育机构和家庭环境中的排泄照护有许多做法是相同的,对于两者共同之处本节就不再赘述,仅就家庭环境中排泄照护的特别之处进行阐述。

一、家庭如厕环境创设要点

(一)创设安全洁净的如厕环境

针对小月龄的婴儿,排泄照护主要是更换尿布,家长通常会选择在床上、沙发上等

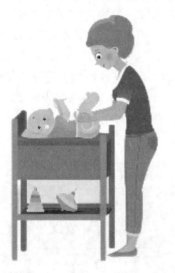

**图 3-60　家长在尿布台上
为婴儿更换尿布**

较为平整、舒适的台面为婴儿更换尿布,需要注意的是,在为婴儿更换尿布前,请家长提前做好环境、物品和自身准备(可参考第二节中托育机构尿布更换准备工作)。也有部分家长考虑自身原因以及腰部适合高度等情况,会选择购买、使用家用婴儿尿布台(图 3-60)。需要提醒家长注意的是,不论选择在何处为婴儿更换尿布,要确保物品在自己触手可及之处,切不可将婴儿独自留在床、沙发或尿布台上面离开取物,这期间可能出现婴儿跌落的危险。如果家长选择使用尿布台,那么即使婴儿系上了安全带也不可大意,此外,还需要及时检查尿布台的小零件,如果出现零件缺损,则需要及时寻找、补充,否则可能存在危险。尿布台可以让家长更换尿布时更加方便,但有时婴儿太闹腾,实在不适合,那么此时还是建议家长在床上更换尿布。

若家中有可以进行如厕训练的幼儿,家长在进行家庭卫生清洁时,特别要注意保持卫生间洁净、干燥、通风、无异味,每日清洁马桶或便池,为幼儿准备好专用的洗手液、擦手毛巾、纸巾等如厕用品,并且考虑幼儿的身高情况,放在其容易拿取的地方,可适当添置小凳供幼儿使用。可以在卫生间增加一些具有空气净化功能的绿植和可爱的小摆件,使卫生间变成一个让幼儿喜欢进入的场所(图 3-61、图 3-62)。

(二)营造温馨舒适的如厕氛围

温馨、舒适的如厕环境,能给幼儿带来愉悦感和轻松感,让他们主动参与如厕。幼儿良好如厕习惯的养成,离不开一个有爱、鼓励、支持和包容的家庭氛围。家长要关注幼儿的排泄信号,如哭泣、腹部肌肉收缩、身体扭动或绷紧及突然烦躁不安等。当感觉到幼儿排泄信号后,家长应帮助幼儿以正确姿势在马桶或便池里进行排泄。家长要耐心引导幼儿熟悉如厕的一系列流程,在排泄过程中,家长最好在旁陪伴,通过聊天、讲故事、听歌曲、游戏等方式,缓解幼儿的害怕、焦虑情绪,让排泄变成一次亲子交流的美好体验。

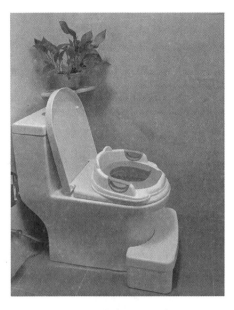

图 3-61　家庭如厕环境一

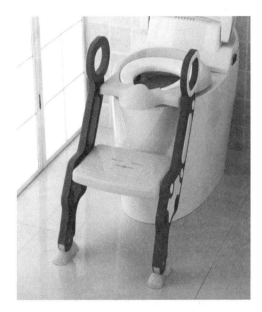

图 3-62　家庭如厕环境二

对待如厕训练这件事,家长心态一定要平和,保持宽容、鼓励的态度,和幼儿沟通时要注意自己的态度、用语和表情,细心观察、熟悉幼儿的排泄规律和习惯。在幼儿尿裤、尿床时,家长绝对不能恐吓、打骂幼儿,也不要说难听、刺耳的话埋怨幼儿,这样会加重幼儿的心理负担。当出现这种情况时,家长首先安抚幼儿的情绪,及时处理弄脏的衣物、床单,然后与幼儿交流以后遇到类似情况的处理办法,鼓励他们的每一个小小进步,使他们相信自己一定可以顺利完成如厕。对于小月龄和动作能力较弱的幼儿,家长可以设计、开展一些诸如"萝卜蹲""青蛙跳"等运动类游戏,增强幼儿的下肢平衡能力和耐力,这样有助于幼儿后续顺利使用蹲厕,特别是进入托育机构后,能顺利适应机构内的如厕环境。在幼儿入托前,家长应提前和幼儿讨论在托育机构如厕这件事,打消幼儿的顾虑和恐惧,进行如厕情景模拟练习,同时与托育机构保育师做好沟通交流,家园携手,共同助力幼儿良好如厕习惯的养成。

二、家长的回应性排泄照护

(一)尿布的选择

婴幼儿皮肤娇嫩,12 个月以内的婴儿不能有效控制排便,尿布无疑成为保持婴儿清洁与健康的必需品。根据材质的不同,尿布可以分为布尿布和纸尿布(即"纸尿裤"或"尿不湿")。纸尿裤自上市以来,迎合了大部分父母的需求,效果也能达到他们的期望。但是,尿布的选择仍然是新手父母面对的难题。一般来说,在婴儿出生前,父母就要提前决定用纸尿裤(图 3-63)还是用布尿布(图 3-64)。

布尿布的优点在于吸收度、密合度、透气性较好,不易引起婴幼儿皮肤过敏或尿布疹,可以重复利用,经济成本较低,但其在清洗、携带上不是很方便。不过,在纸尿裤不断发展的同时,布尿布近年来也改进了很多,现在市面上有各种材质、不同吸水程度的布尿布可供照护者选择。布尿布最好选择柔软、吸水、耐洗的纯棉制品。棉质尿布透水

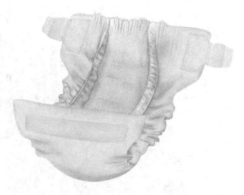

图 3-63　纸尿裤

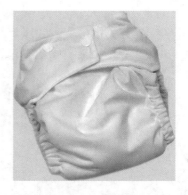

图 3-64　布尿布

性、吸湿性均优于化纤织品，而且柔软舒适，便于洗晒。布尿布的颜色宜淡，如白色、浅粉色或浅黄色，便于照护者观察幼儿大小便的性状；忌用深色系的布尿布，尤其是蓝色、紫色、黑色、青色等。布尿布的清洗消毒也非常重要，如果处理不当，尿布上残留的污物和气味可能会损伤幼儿的皮肤并引起感染。清洗布尿布时，需将尿布与其他衣物分开洗涤。先将大便抖入马桶或便池，用冷水冲洗尿布，然后倒入婴幼儿专用的低刺激洗衣液或抹上婴幼儿肥皂，并用消毒液浸泡，进而将其拧干，再用温水和洗衣液清洗，洗净后晾晒，折叠存放好备用。

纸尿裤的优点是吸水性强、不易渗漏、无需清洗、携带方便，但容易引起婴幼儿皮肤过敏或长尿布疹，且消耗较大，经济成本相对较高。现在大部分纸尿裤最内层贴近婴幼儿皮肤的部分采用的都是隔水无纺布，可保持肌肤干爽，中间为吸水层，最外层是防水材料。随着制作技术的发展，在保持舒适、方便和保护皮肤等特性的基础上，纸尿裤也变得越来越轻薄，婴幼儿的体验感也在不断提升。照护者选择纸尿裤时可以选择一些比较畅销的、知名品牌厂家生产的，其质量相对更可靠。纸尿裤应洁净，防漏底膜完好、无破损，手感柔软无硬块，封口牢固，吸湿性强，这样不会使婴幼儿感到臀部潮湿不适。使用后的纸尿裤不能直接丢入马桶或便池，这样会造成下水道堵塞。若纸尿裤里有大便，照护者应先将上面的大便抖入马桶或便池，然后再将脏纸尿裤用外层卷好，丢进垃圾桶。

近年来，处理废弃纸尿裤成为了颇受争议的环境污染问题。因此，尿布的选择成为了不仅关乎个人，也关乎人类环境的复杂社会问题。事实上，一些科学研究表明，不论布尿布还是纸尿裤都会对环境产生不良影响，其中包括原材料和能源的消耗、空气污染和水污染以及垃圾处理等。纸尿裤在城市固体垃圾中占1%～2%，而布尿布的清洗过程也需要消耗更多能源和水，造成空气和水的污染。布尿布与纸尿裤各有优缺点，归根到底，家长可以依据婴幼儿个人情况、家庭经济条件等适当选择，当然，两者也可同时、交替使用。

（二）回应性尿布更换的方法

为了给婴幼儿一个舒适的兜尿布体验，避免长尿布疹，建议家长每隔3～4小时观察一次婴幼儿排便情况，看看是否需要更换尿布。家长与婴幼儿在一起生活的时间较长，对婴幼儿发出的动作、行为、神态等排泄线索的识别也较为敏感。当家长识别出婴幼儿的排泄需求时，请给予婴幼儿及时且恰当的回应，然后迅速做好尿布更换准备工作,尽快为婴幼儿更换尿布。在更换尿布的过程中,家长要注重与婴幼儿的双向互动,可以给予婴幼儿揉肚、拉腿等腹部、腿部按摩活动,这样的肌肤接触可以提升婴幼儿的体验感。如果在更换过程中,婴幼儿不配合,可以利用玩具、听故事等方法转移婴幼儿的注意力,让换尿布的过程变得更加顺利。具体方法可以参考第二节"尿布更换场景中的回应性照护"的操作方法。

(三)回应性如厕训练的方法

幼儿对排泄的控制,是大脑发育成熟与教育训练共同作用的结果。不建议对 12 个月龄前的婴儿进行如厕训练,因为此时婴儿的尿道括约肌、肛门括约肌,包括其认知和语言发育都不太成熟,大脑皮质对皮质下中枢反射性排尿的控制机制还不完善,无法接受如厕训练。如果对婴儿进行过早或粗暴的训练,可能会造成其排泄控制系统的紊乱。自律神经会在婴儿出生 20 个月之后逐渐成熟,也就意味着幼儿在 24 个月左右才可以表达自己排泄的意愿,但此时幼儿可能还没有足够的排泄控制能力,而且上厕所前迅速脱衣服所需的运动协调技能也是比较缺乏的。所以在训练幼儿如厕之前,家长应考虑幼儿年龄更大一些再训练其如厕,这样才会更加容易且更快达成。当幼儿快 24 个月时,家长可以开始考虑训练幼儿如厕,因为有些托育机构要求幼儿先学会如厕才能入学。

许多幼儿 24 个月之后便做好了接受如厕训练的准备(一般男孩可能比女孩晚一些)。即使幼儿还没有完全准备好,家长仍然可以提前为其准备一个幼儿专用坐便器,尽量选择幼儿喜欢的样式和图案,用简单的语言告诉其如何使用,以便让其提前熟悉过程。此外,家长还要注意在平时和幼儿的交流中多使用比如"尿尿""拉臭臭""拉粑粑"等词语,让幼儿提早明白这些词语的含义。以后当幼儿想要大小便时,就能提前示意、告知他的需求。随着幼儿不断长大,家长也可以告诉幼儿尿布上的大小便的去向,并且允许幼儿尝试冲马桶。幼儿有了这些体验后,当家长训练其如厕时,幼儿就不会感到害怕和迷茫了。家长还要有足够的耐心和信心,要相信幼儿肯定能学会如厕。此外,还需要保持平和的心态,不要给幼儿和自己太大的压力。

可以先在白天对幼儿进行如厕训练,由于幼儿对排尿的自控意识出现时间早于对排便的控制,所以可以先从训练排尿开始。幼儿如厕训练步骤参考如下。

1. 引导幼儿熟悉排泄用具,学习其正确使用方法 给幼儿准备一个他喜爱的排泄用具——小马桶,刚开始,可以先让幼儿将小马桶当成一个玩具,坐在小马桶上面玩,教会幼儿使用小马桶。最好将小马桶放在家中固定的位置,如卫生间里,让幼儿知道小马桶的位置并随时可以使用。

2. 当幼儿发出排泄信号时,鼓励幼儿表达出来,并引导幼儿如厕 家长要学会及时捕捉幼儿的排泄信号,如打尿颤、蹲下抓摸尿布、面部潮红、用力屏气等,当发现这些信号时,主动询问"宝贝,你是想上厕所吗?""宝贝,你是想尿尿(拉粑粑)吗?"鼓励幼儿用简单的语言回答,如"嘘嘘""拉粑粑",表达自己的如厕意愿,然后将幼儿带至小马桶旁,引导幼儿开始如厕。

3. 教导幼儿脱裤子的方法 家长要教导幼儿双手抓住裤腰部位,将裤子往下拉,拉至膝盖处。当幼儿不会时,家长可以在旁边操作示范,引导幼儿模仿学习,掌握动作要领。

4. 调整如厕姿势,做好排泄准备 排尿:教导男童站立在小马桶旁,用手扶生殖器,对准小马桶凹槽后再排尿;教导女童坐在小马桶上排尿。排便:教导幼儿坐在小马桶上排便,如果坐不太稳或时间太久,可用手扶着旁边的扶手排便。

5. 安抚幼儿情绪,教导幼儿排泄 家长可以通过吹口哨或发出"嗯嗯"的声音,或和幼儿聊天、给幼儿讲故事等方法转移幼儿注意力,从而使其放松心情,有助于幼儿尽快排泄。幼儿排泄后,记得要及时表扬。

6. 教导幼儿擦屁股的方法 排尿:男童尿完后,无需擦拭;女童尿完后,家长教导幼儿先将纸对折后再由前向后擦拭外阴部,然后将脏纸巾扔进垃圾桶内。排便:家长教导幼儿先将卫生纸或湿巾纸对折后由前向后擦拭肛门,再对折一次,由前向后再擦一遍,然后将脏纸巾或湿巾纸扔进垃圾桶内。如果 2~3 次后仍擦不干净则需要更换新的纸巾,直到纸上没有便迹为止。

7. 教导幼儿穿裤子的方法 教导幼儿先站立,先穿内裤再穿外裤,双手抓住裤子的裤腰部位往上提,将裤子提至腰部。幼儿不会时,家长可以在旁边操作示范,引导幼儿模仿学习,掌握动作要领。

8. 教导幼儿检查并清洁坐便器 教导幼儿观察马桶的坐便器上有无被排泄物弄脏,如果有需要及时告知家长进行清洁处理。当家长发现坐便器被弄脏时,不要责骂幼儿,这样会导致幼儿害怕和恐惧如厕,应以安抚、提醒为主。

9. 教导幼儿清洁双手,养成便后洗手的习惯 幼儿排泄完后,提醒幼儿清洗双手,养成便后洗手的好习惯。家长取出便槽,将尿液或粪便倒入厕所,然后将便槽清洗干净。如果是固定的陶瓷马桶,则可以教会幼儿正确按冲水阀冲洗便池,再清洁双手。

(四)回应性如厕训练中的注意事项

在培养幼儿良好如厕习惯的过程中,家长应注意以下几个方面。

1. 恰当选用排泄用具 建议家长为幼儿选择安全舒适、容易清洁、槽盆宽阔的小马桶或便盆,款式无需太花哨,幼儿喜欢即可。

2. 设置固定训练区域 建议家长在训练幼儿如厕过程中尽量将小马桶或便盆放在家中相对固定的地方,比如卫生间,以便幼儿快速找到并能按需使用。

3. 相对固定训练时间 选择相对固定的时间进行如厕训练,有助于幼儿条件反射的建立,促进幼儿养成良好的如厕习惯。幼儿一般在早晨睡醒后或晚上入睡前 15 分钟左右会有排尿需求,也可以在喝完奶或进餐后 15 分钟左右有排尿需求,这些时间段都可以进行如厕训练。

4. 信号识别,积极回应 对于幼儿发出的排泄信号,家长假如无法及时捕捉到,这对幼儿之后排泄信号的发送产生消极影响,不利于如厕训练的开展,因此,需要家长在细心的照护中善于发现幼儿的排泄信号,并对其做出及时、积极的回应。

5. 训练时间不宜过长 如厕训练时间不宜过长,一般幼儿坐盆 3~5 分钟即可,如果幼儿没有排泄意愿,家长不妨换个时间训练。过长时间的训练姿势,容易引发幼儿排斥、抗拒如厕的心理,影响训练效果。

6. 心态平和,循序渐进 如厕训练不是一两次就能成功的,起初幼儿不一定能顺利完成排泄,此时家长需要用一种平和、宽容、鼓励的态度来对待如厕训练。为幼儿预留较为充足的训练时间,营造宽松、愉悦的如厕训练氛围,心态平和,循序渐进,切勿强迫或责备幼儿,避免产生反感情绪,引发其他心理问题。

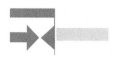

扫码看课件

第四章 睡眠中的回应性照护

 学习要点

1.0～36 个月婴幼儿的睡眠特点。

2.托育机构中睡眠的回应性照护(午睡前,午睡过程中,午睡起床后)。

3.家庭环境中睡眠的回应性照护(家庭午睡环境的创设,午睡的回应性照护)。

4.睡眠异常情况的照护。

5.婴幼儿自主入睡的回应性照护流程。

6.婴幼儿睡眠常见误区识别。

思政园地

在人类的基本生理需求中,睡眠是不可忽视的重要部分。在人的一生中,睡眠几乎占据了 1/3 时间,只有保证充足的睡眠,人的身体才能正常生长、发育。而睡眠对于刚出生的婴儿来说尤其重要,因为从婴儿出生后,尤其在生命的前几个月里,婴儿基本处于睡眠状态,睡眠甚至占据了婴幼儿 50% 以上的时间。众所周知,婴幼儿年龄越小发育越快,那么在这样一个生长发育的高峰期,充足的睡眠会成为此时婴幼儿正常发育的强有力的保证。另外,在婴幼儿阶段,睡眠习惯的养成也非常重要,如果这一阶段的睡眠有问题会持续至学龄前期,并增加儿童行为问题、学业表现差和肥胖问题的发生率。

第一节 不同月龄婴幼儿的睡眠与发育要点

生理学睡眠是一个活跃的、循环的生理过程,对健康有重要影响。它的功能是多种多样的,生长、发育、学习、记忆、突触效率、行为及情绪调节都离不开睡眠调控。睡眠—觉醒周期的发展是渐进式的,从子宫内开始它就与大脑的成熟发育密切相关。睡眠的结构、持续时间、不同睡眠阶段的比例以及不同年龄所需的时间都是因人而异的。每个婴幼儿身体状况不同,家庭环境不同,睡眠规律也不一样。只要没有疾病,睡眠时长由婴幼儿自身决定。随着年龄的增长,婴幼儿大脑皮层逐步发育,睡眠时长会缩短。本节内容重点介绍各月龄段婴幼儿的睡眠与发育要点,为后续回应性照护提供基础。

一、0～6 个月婴儿的睡眠特点

对婴儿来说,出生前后面对的是两种截然不同的生活方式。胎儿绝大部分时间在睡觉,出生后一周基本也在延续胎儿时期的作息时间。除去喂养时间,0～3 个月的婴儿每天睡眠时长是 20~22 小时。出生的前几天,婴儿睡眠时间更长。婴儿睡眠不分昼夜,平均睡醒间隔在 1 小时左右,醒后往往伴随哭泣。

0~3 个月的婴儿,入睡后遵循"快速眼动睡眠—浅睡眠—深睡眠",3 个月后转变为"浅睡眠—深睡眠—快速眼动睡眠"。浅睡眠中的婴儿会偶尔睁开眼睛,挥动小手,甚至发出哼哼唧唧的声音(见图 4-1);深睡眠阶段的婴幼儿,睡眠呼吸均匀,睡眠状态安静,几乎没有任何动作。

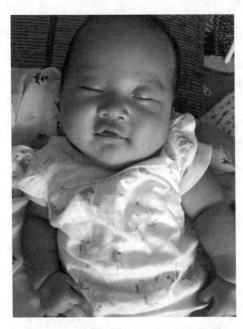

图 4-1　浅睡眠阶段的婴儿

婴儿进入第 4 个月后,对环境的兴趣增加,出门在外反而不容易入睡。4~6 个月婴儿全天睡眠总时长为 13~15 小时,夜间睡眠时长为 10~12 小时。大多数婴儿可以从小睡进入深睡眠阶段,睡眠频次会从 4 觉向 3 觉过渡,睡眠规律性变强,到第 6 个月时,早中晚 3 觉的模式基本已经形成。与前 3 个月不同的是,本阶段婴儿不会出现"落地醒",抱睡时间减少,睡眠时间逐渐稳定,作息渐渐开始规律。

总而言之,0~6 个月婴儿平均总睡眠时间为 12~16 小时,其中白天平均睡眠时间为 3~6 小时,夜间平均睡眠时间为 9~10 小时(因个体差异会有一些时间差)。新生儿没有早晚概念,除去喂奶时间基本都在安睡。4 个月左右开始区分早晚,晚上的睡眠逐渐安稳。婴幼儿的睡眠质量关乎大脑与身体发育,保育师要与家庭成员协作,调整生活节奏,让婴儿在安心舒适中拥有更好的睡眠。

这一时期要特别关注婴儿猝死综合征(sudden infant death syndrome,SIDS),它是指健康状态的婴儿在睡眠中突然死亡的疾病,容易发生在出生后 6 个月大的婴儿身上。这一时期要特别注意婴儿的睡眠样态,在其能自己翻身之前要保持仰睡或侧卧,定时确认呼吸状态,预防 SIDS 的发生。

0~6 个月婴儿易醒原因有多种,应分析具体情况,采取适当干预对策。详见表 4-1。

表 4-1 0～6 个月婴儿睡眠问题及对策一览表

0～6 个月婴儿易醒原因	干预对策
浅睡阶段放下,动静较大,被惊醒	尝试深睡眠阶段放下
因头部位置低,放下时产生坠落感,惊醒	缓缓放下,先将屁股放下,稳定后再放头部
怀抱和床上的温度不一致,引起惊醒	可在抱睡时在婴儿脖子处放置一块毛巾,连同毛巾一起放下
胃食管反流使婴儿在放下时食物反流,导致醒来	吃饱不要立即放下睡觉,可以竖抱拍嗝,将婴儿上半身适当垫高
婴儿抱睡在深睡眠,放下就醒	尝试让婴儿躺着入睡,而非睡着后转移至床上

二、7～24 个月婴幼儿的睡眠特点

(一)7～15 个月婴幼儿的睡眠特点

7～9 个月婴儿开始学习坐、爬行,视线范围的扩大和技能的提升给婴儿全新的感受,户外活动的增加会让婴儿感到疲劳,因此本阶段的睡眠与上一阶段相比有了很大改善。白天睡眠次数从上午、下午、傍晚 3 次,变为上午、下午两次。爬行、翻身技能的获得,使得婴儿的活动范围变大,因此环境的安全性显得尤为重要。一天睡眠时间变为13～15 小时。逐渐能清晰区别早晚,白天睡眠时间开始有规律。

这一时期,即使照护者不抱或不陪躺在身边,婴儿也能自主睡着。部分婴儿通过挠耳朵、揉眼睛等动作表现困意。因此,照护者需要及时关注婴儿的变化,给予回应。这一时期婴儿的生理也开始发生变化,长牙期开始出现,婴儿出牙会影响睡眠,常常会夜哭、夜惊。

10 个月之后,部分婴幼儿开始白天只睡一觉,玩耍活动的时间增多,此时婴幼儿学会站立、行走,活动空间更大,照护者需要随时考虑环境的安全性。活动量的增大使婴幼儿的睡眠相对稳定,连续睡眠时间变长。在 13 个月以后,幼儿出现如下情况时,意味着幼儿白天睡眠由两觉并为一觉:一是上午难以入睡,入睡过程变长,或者出现上午睡眠时间变短,可能十几分钟就醒来;二是上午入睡后睡眠时间变长,可能 2～3 小时,睡醒时接近正午。此时,照护者要根据幼儿的精神状况随机安排睡眠,切勿焦虑。

13～15 个月幼儿晚上睡眠时间为 9～10 小时,白天睡眠时间为 1～2 小时,非快速眼动睡眠的比例增加,睡眠渐熟渐深。照护者白天时间需要通过游戏的形式增加幼儿活动量,从而更多地活动肢体,适度的疲劳感会更容易入睡。在玩耍中增加肢体接触让幼儿保持清醒,如触摸游戏等,或通过散步等增加幼儿的户外时间。为了不影响晚上的睡眠,白天睡眠时间不宜过长,最迟也要 16 点之前唤醒幼儿。为更好地对幼儿睡眠进行照护,不打乱幼儿生活节奏,合理安排在托育机构和家里的睡眠时间,午睡结束后,用温柔的声音将幼儿唤醒。

本阶段幼儿由于活动量增加,可能会出现睡觉前玩得过于兴奋,导致入睡困难的情况。因此,睡觉前要注意不做过于激烈的游戏,做些能获得适度疲劳感的活动即可。当

幼儿出现入睡困难、躺下后睡不安分、与平时状态相比呈现异样等情况时,照护者要查看幼儿体温与身体状况,确认是否身体不适。

(二)16～24个月幼儿的睡眠特点

16～24个月幼儿午睡次数变为一次,午后睡2～3小时。白天清醒、活动的时间变多(表4-2)。此时幼儿发育正处于旺盛期,因此需要长时间的睡眠。

表4-2　16～24月龄幼儿睡眠时长参考

月龄	小睡睡醒间隔(小时)	白天小睡时长(小时)	夜间睡眠时长(小时)	连续睡眠时长(小时)	全天睡眠量(小时)
16～24	≥4	1～1.5	10～12	10～12	11～13

另外,幼儿可能会出现夜间哭泣,也会出现难以入睡的情况,午睡中即使醒来经过安抚也能再次入睡。这一时期的幼儿已经会走路,可能在任何场合都会犯困(图4-2)。

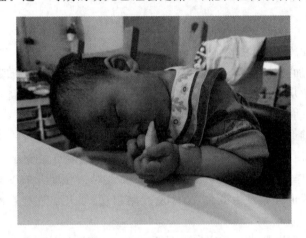

图4-2　幼儿吃点心睡着了

有些幼儿睡觉会有自己的依恋物,没有喜欢的毛毯或玩具就睡不着,这些依恋物能让幼儿安心,照护者不用强硬拿开,充分认识其作用,放在幼儿身边即可。有些幼儿会在吃饭时犯困,因为肚子吃饱后,大脑运转变得迟缓,这时不要强迫幼儿把饭吃完,可以睡醒后再继续吃饭。

幼儿不想睡觉或者午睡后不想起床的原因是多样的,照护者的最终目的是使午睡变成一件让孩子开心而不反感的事情,故不必强制规定时间让幼儿照做。为了让幼儿安心入睡,可以规定一些"仪式",如在午睡前加如厕、换睡衣等活动,接着入被、听故事等。

这一阶段的幼儿由于身体与大脑发育还未成熟,成人一天的节奏以24小时计算,对幼儿来说此时的身体机能还较难跟上。因此午睡是必需的,幼儿需要通过午睡来调节身体机能。这一时期的幼儿夜间睡眠变得安稳,但不同幼儿存在个体差异,此时要配合幼儿个体差异灵活处理。

三、25～36 个月幼儿的睡眠特点

2 岁开始,幼儿生活节奏变得稳定。身心的发展使幼儿更容易疲惫,因此幼儿需要足够的睡眠来恢复体力。本阶段幼儿 1 天的睡眠时间为 11～12 小时,其中 1～2 小时是午睡时间。同时,也会出现不午睡的幼儿。成人需要根据幼儿的特点给予相应照护。2 岁左右,幼儿开始进行如厕训练,如厕训练会对此时幼儿的睡眠造成一定的干扰,因此照护者对幼儿睡前流质食物的安排需格外注意。

进入 3 岁后,个人差异在这一时期显现,有午觉后迅速恢复体力的幼儿,也有需要长时间睡觉才能恢复体力的幼儿。幼儿可能在游戏中与朋友发生矛盾,致使情绪激动,或存在心理层面的紧张,导致睡眠出现问题,也可能因为想继续睡而哭泣,照护者需要根据不同的情况进行回应性处理。

┃第二节 托育机构中睡眠的回应性照护┃

相关研究表明,睡眠质量不佳的婴幼儿在免疫力、注意力、记忆力和运动等系统功能发育方面相对迟缓,并易引起一系列情绪行为问题。由于婴幼儿年龄尚小,睡眠还无法自主,因此睡眠问题多且问题持续时间长。为此,托育机构更应充分做好睡眠活动时的保育,包括睡眠安排、睡眠准备、睡眠照护和睡眠指导,进而保障婴幼儿获得良好的睡眠质量,见表 4-3。

表 4-3 托育机构睡眠照护工作任务表

睡眠	睡眠安排	睡眠制度	根据不同年龄婴幼儿的生理特点以及托育机构的服务形式,合理安排一日睡眠时间、次数,保障充足的日间睡眠。能根据季节变化等因素灵活合理地调整睡眠安排,能识别小月龄婴幼儿(如 6～12 月龄)的困倦信号,及时帮助其入睡。
	睡眠准备	睡前活动	坚持开展睡前活动,且睡前活动的安排须井然有序,活动的内容与性质要合理(如分批组织婴幼儿如厕、讲睡前故事等)。
		睡前检查	睡前为每一位婴幼儿进行健康、安全、卫生的检查。
		物质环境	睡眠环境安静舒适,温度光线适宜,空气新鲜,被褥适合季节且清洁干燥;床位布局合理,能根据婴幼儿的需要适当调整。
		精神环境	睡前保育师的指导态度亲切和蔼,积极处理问题,通过多种方式保障每一位婴幼儿睡前心情愉悦、静谧(如播放轻柔的音乐、对婴幼儿进行轻拍轻哼等关爱性的回应等)。

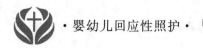

续表

睡眠	睡眠护理	睡间巡查	保育师要随时关注婴幼儿的午睡状态并定时巡查(以10分钟1次为宜,若出现特殊情况应增加巡查频次);巡查期间发现异常及时处理并记录(如检查口鼻是否被床上用品、衣物等覆盖,并及时清除),有特殊情况须及时上报。
		入睡安抚	掌握并尊重每一位婴幼儿的入睡特点,对入睡困难、情绪和身体有异常的婴幼儿,保育师要针对性地采取适宜的方式照料入睡;个别睡眠时长短或无法入睡的婴幼儿,保育师可以安排其在适宜安静的室内活动,但婴幼儿必须在保育人员的视线范围之内。
		个别关照	每一位婴幼儿的生理、个性有差异,保育师要有针对性地提供个别关照(如睡前喝水较多或者尿频的幼儿,保育师需关注是否尿床)。
		起床检查	根据婴幼儿年龄和体质来决定睡眠和起床顺序,起床后为婴幼儿进行午检(如观察婴幼儿的精神、情绪、面色等是否正常;检查床上是否有二便等)。
		个人清洁	指导或协助每一位婴幼儿穿脱衣、裤、鞋、袜,鼓励有能力的婴幼儿完成自我服务,帮助每一位婴幼儿整理仪容仪表,保持衣着整洁,容貌、手足干净。
	睡眠指导	睡眠习惯	遵循婴幼儿的年龄特点,观察并纠正婴幼儿的不良睡眠习惯。

一、哄睡场景中的回应性照护

充足且有规律的睡眠对于婴幼儿的成长十分重要,为满足不同年龄阶段婴幼儿所需睡眠的时长,托育机构应根据不同月龄段婴幼儿的生理特点以及托育机构的服务形式,合理安排婴幼儿的一日睡眠时间、次数,保证充足的日间睡眠。并且,在此基础上托育机构能根据季节变化合理调整睡眠安排。同时,保育师应能识别小月龄婴幼儿的困倦信号并及时给予回应,帮助其入睡。

(一)6～12个月婴儿睡眠的回应性照护

1.做到顺应每个婴儿的睡眠节奏 这一时期婴儿睡眠次数较多,保育室内总有处于睡眠状态的婴儿。保育师应顺应每个婴儿的睡眠节奏,保障良好的照护环境,做到婴儿想睡时要尽快哄睡,回应其生理需求。

2.醒后抱一抱,通过抚摸、哄的方式安抚婴儿 保育师在婴儿睡觉期间要不断确认其状态。醒后通过抱、轻轻抚触身体、握手等动作使婴儿安心,等婴儿再次睡着后转移至睡眠区域,不要让婴儿感到不安。

3.创造一个安全舒适的睡眠环境 保育师要整理出舒适的睡眠环境,确保头部周边及上方位置无杂物。头部周边不放置会掉落及盖住面部造成窒息危险的物品。保育师要看护婴儿睡眠,时刻关注睡眠中婴儿状态,检查呼吸等体征是否正常,注意不要任其处于俯卧状态。

此外,对于小月龄宝宝,合适的室内温度及光线也很重要。婴儿睡眠中体温上升,注意室内暖气温度不要过高,可搭配轻薄的贴身衣物和被褥。保持合适的室内光线以观察婴儿面色及表情。同时,在"哄睡"照护情境中,保育师要注意语言、语气的使用,尤其是对一些哭闹行为,以及在午睡情境中捣乱等行为,保育师要及时回应和反馈。

(二)1～3岁幼儿睡眠的回应性照护

1. 午睡前的照护

(1)静态游戏、睡前静心。午睡前的游戏应以静为原则。在幼儿餐后到午睡前这段时间,保育师要避免幼儿进行剧烈的运动,这样有利于幼儿消化和吸收。保育师可以让先吃完饭的幼儿自由活动,一起念儿歌、轻声交谈或看图书,还可以组织一些"拍手、打电话"等游戏,不仅可以提高幼儿的交往能力,而且也是幼儿兴趣所在。也可以让幼儿安静地听故事或者听音乐,这样既可以培养幼儿的倾听能力,还能陶冶幼儿的情操。

(2)睡前如厕、做好准备。睡前确保每一位幼儿都要如厕,目的是给幼儿提供一个安静、舒适的睡眠环境。托班幼儿年龄小,好模仿,语言表达和自控能力都比较弱,可能会出现个别幼儿想上厕所,其他幼儿争相模仿的情况,影响了整个班的睡眠。因此幼儿在睡觉前,保育师应安排所有幼儿都去小便,再躺下睡觉。对个别不想或不愿者,保育师要细心观察,充分理解幼儿需求,及时回应与督促。如厕时,要求幼儿不推不挤,不打不闹,避免事故的发生。

(3)睡前检查、消除隐患。睡前对幼儿进行手口检查是关键。避免托班的幼儿将不安全的豆子、珠子、硬币等带到床上,甚至放入口中、鼻中、眼中。保育师在午睡过程中应按时按频率巡视,根据幼儿特点,有针对性地查看幼儿并及时发现问题,进行指导,最终妥善处理问题,杜绝意外事故的发生,帮助并指导幼儿养成良好的睡眠习惯。

2. 午睡过程中的回应性照护

(1)温馨氛围助睡眠。保育师引导幼儿有序、快速脱好衣服,安静躺在自己的小床上,此时可以播放促进睡眠或让幼儿静心的睡眠曲、轻音乐。对于托班的幼儿来说,睡眠曲或者轻音乐会给他们心理上带来极大的抚慰和镇定。因为托班的幼儿年龄尚小,在托育机构午睡还未形成习惯,所以可能会出现哭闹的情况。保育师可以针对情绪不稳定的幼儿进行轻轻拍、轻轻哼的安抚,让幼儿随着音乐节奏进入甜美的梦乡。在睡眠音乐的选择上,保育师可以选择轻柔的音乐,或者中国古典名曲,既能让幼儿拥有一个恬静的午睡氛围,还能培养其对音乐的兴趣。

(2)特别关照利睡眠。每个班级总有个别幼儿精力特别旺盛,对于这些有特殊需求的幼儿来说,午睡是一件极其困难的事情,保育师可以陪坐在他们身边,走进他们,关注他们,给予幼儿关爱性的回应(图4-3),切勿让他们有任何心理压力。

(3)正确睡姿护睡眠。在午睡中保育师应指导幼儿保持良好的睡姿。幼儿的睡姿有俯卧、平卧、侧卧,睡眠姿势关系到幼儿睡眠质量和身体健康。俯卧压迫心脏,血液循环受到影响。左侧卧也有同样问题。有些幼儿喜欢趴着睡,甚至蒙头睡,这都是不好的睡眠习惯。因为趴着睡,两腿都要伸直,肌肉就不能完全放松;蒙头睡,被窝里的空气不能很好地流通,那么幼儿就不能舒畅地呼吸到新鲜空气,影响幼儿的骨骼正常生长。因此,可以有意识地培养幼儿右侧入睡或者平躺入睡的正确睡姿。保育师要结合幼儿午睡实际,密切观察,切勿在睡眠过程中纠正幼儿的睡眠姿势,影响幼儿睡眠的连续性。

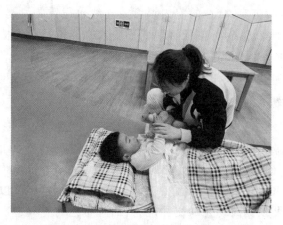

图 4-3　帮助有特殊需求的幼儿进行睡眠

　　(4)有序巡视定睡眠。午睡时保育师要多巡视、走动,注意观察每一位幼儿的体征变化、呼吸音量等有无异常情况。如有个别幼儿入睡难,保育师应耐心观察,了解幼儿难入睡的原因,用正确的方法引导幼儿入睡。对特殊幼儿要特殊对待,尽量满足睡眠少的幼儿。另外,保育师要有意识地培养幼儿有尿意时能主动表达。保育师还要关注幼儿的肢体语言。例如,有的幼儿在熟睡中有小便但不会自然醒来,也不会告诉保育师,而是两只脚不停地动,这样的情况表示他要解小便,必须及时叫他起来解小便,小便结束后再及时进入睡眠。

　　在幼儿午睡前、午睡过程中的照护,保育师可以遵循如下流程:①上厕所,换衣服。上厕所大小便,再换上睡衣及其他舒适的衣物,宽松舒畅地入眠。睡前步骤常态化后幼儿更容易产生要午睡的意识。②读故事给幼儿听。可以读点睡前故事让幼儿放松下来,不要读那些让幼儿兴奋的绘本,听后反而难以入睡。读故事时以平稳安静的声音为好。③盖上被子睡觉。每次睡觉都固定位置,让幼儿安心入被,午睡铺被子的位置要根据幼儿习惯的位置进行安排。④看护幼儿午睡期间,要持续看护幼儿睡眠情况。幼儿睡觉时睡姿会经常调整,有可能被子被掀开,身体没盖住;或中途醒来,梦醒后哭泣等状况出现时要及时处理(图 4-4)。

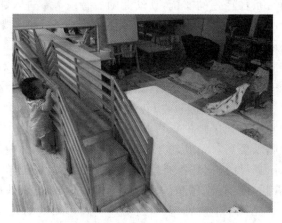

图 4-4　幼儿午睡的个体差异性

二、起床及更衣场景中的回应性照护

起床时,由于每一位幼儿年龄和体质有差异,保育师需要根据每个幼儿的特点安排睡眠和起床次序,如年龄大的幼儿或者精力充沛的幼儿可以稍晚入睡,年龄小或体质弱的幼儿可先入睡。保育师还需认真落实每一位幼儿起床后的检查工作,及时关注幼儿的精神、情绪、面色等情况是否正常,还需检查每张小床上是否异常等。另外,幼儿起床后的衣着、容貌等也需要进行整理。保育师可以鼓励有能力的幼儿完成自我服务,年龄尚小的幼儿由保育师协助完成穿脱衣、裤、鞋、袜。幼儿起床及更衣场景中的回应性照护可以遵循如下流程。

1.借助美妙音乐,提醒幼儿起床 每次到了幼儿起床时间,保育师可以通过播放音乐的方式来唤醒幼儿,让幼儿在悦耳动听的音乐声中醒来。这时,保育师不必急着让幼儿起床,而是让幼儿在床上清醒一会儿,再帮助幼儿穿好衣服。

2.通过游戏形式,确保幼儿安全 幼儿起床后的安全工作也非常重要。托班的幼儿年龄小、动手能力差。这就需要保育师帮助他们穿衣服,因此必定会忽视那些衣服已穿好的幼儿,这时也是幼儿最容易出现危险的时候。为了防止事故的发生,保育师可以通过图书来吸引幼儿,两位保育师也可以进行分工,一位照护穿衣幼儿,另一位照护在午睡室外玩耍的幼儿,尽量避免意外事故的发生(图 4-5)。

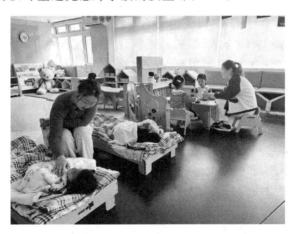

图 4-5 保育师分工照护早起的幼儿和睡觉的幼儿

3.关注幼儿身体,及时补充水分 幼儿起床盥洗后,保育师应给幼儿及时补充水分。

三、托育机构的环境创设要点

(一)睡眠区的设置

托育机构的睡眠区应单独设立在相对安静的区域,与游戏区、运动区、其他生活区(进餐、盥洗、排泄)等区域分开。因为从婴幼儿发展的角度来看,应该尽可能让他们每个功能区固定,形成婴幼儿良好的常规。尤其是睡眠区的单独设立可以让婴幼儿有一个专门属于自己睡觉的地方,从而为他们提供一个明确的心理环境:睡觉是休息,而不是玩耍,要接受本区域的规则。

婴幼儿睡眠区尽量不要摆放任何吸引甚至转移婴幼儿注意力的玩具等物品,婴幼儿会因为这些物品转移兴趣,延长入睡时间,影响睡眠质量和时长。

婴幼儿的午睡区应保持良好通风,环境安静、温湿度适宜、空气新鲜。白天的室温最好在 19～20 ℃,被褥适合季节且清洁、干燥。窗帘颜色尽可能不要出现太刺眼、太明艳的颜色,总体色调和辅助照明光源的选择都要考虑与午睡区整体颜色的合理搭配。婴幼儿床位的安排要根据婴幼儿生理的变化和需要及时调整。睡眠区的层高和天花板的颜色也要合理搭配,层高越低,颜色越明亮可以减少压迫感。如果房间空间比较大,墙壁的墙纸可以使用较深的颜色,在层高比较高的房间里,可以采用淡横纹墙纸,或者挂上布幔,让午睡室看起来不会太空荡。因为对于婴幼儿而言,他们更偏向于生活在一个私密的、温馨的小空间,这样的空间会更有安全感。

(二)睡眠寝具及物件的选择

婴幼儿午睡用品及其他物件尽可能由家长提供,因为婴幼儿已经熟悉家庭中的床上用品,这些使用过的床上用品会有助于婴幼儿更好地午睡。托育机构中婴幼儿的床单、被褥等都可由家长准备。另外,为了婴幼儿睡眠的舒适性,保育师还可以提醒家长为婴幼儿准备不同季节的宽松舒适的睡衣,穿睡衣入睡一方面有利于婴幼儿入睡,另一方面则是睡前的"仪式感"。当保育师给婴幼儿换上睡衣时,无形中是在告诉婴幼儿睡觉的时间到了。当然托育机构也可以根据情况为婴幼儿准备统一的睡衣和床上用品,以方便管理,这些没有硬性要求,可以视婴幼儿的实际情况而定。

床垫的选择尽可能软硬合适,目的是既保证婴幼儿脊柱的正常发育,又要能预防SIDS。托育机构根据自身实力,可以采购婴幼儿记忆床垫,既可以记录幼儿睡眠情况,又能保证安全。尽量选用质地舒适,容易铺设,防滑性、导水性比较好的地板,地板在铺设时,可以选用不同材质,因为当婴幼儿走在不同材质的地板上时,能够充分感受到不同材质带来的触感,从而促进婴幼儿感知觉的发展,刺激感觉神经的发育。窗户的设置高度及位置要考虑婴幼儿的安全,因为在玩闹的过程中有的婴幼儿可能会尝试打开窗户,甚至会爬上窗台,把身体探出去,这样就会非常危险。另一个需要注意的是电插座,所有的电插座都应特别注意隐蔽,设置在婴幼儿无法触及的地方,必要时加上自动断电装置。

睡眠环境尽可能宽松且简单。不要在婴幼儿睡觉的头部放置容易发出声响的玩具,如铃铛、沙锤、铃鼓等,否则影响婴幼儿睡眠。婴幼儿的哄睡布偶、动物布偶、娃娃等也都可能会造成伤害。睡觉的环境越简单舒适,婴幼儿可能越会遵循自身内在需求和节律,从而缩短入睡时间,提高睡眠质量。家长要相信婴幼儿能够学会不用大人干预就能自己入睡,而且要给他们自己解决睡眠问题的时间。

第三节　家庭环境中睡眠的回应性照护

家庭环境中睡眠的回应性照护是要求父母及其他照护者能及时、恰当地注意、理解和回应婴幼儿发出的信号。回应性照护有助于促进婴幼儿认知能力与社会情感的发展,对于 0～3 岁的婴幼儿来说,家庭是其活动的主要场地,父母是其主要交往对象,婴幼儿早期与家长或照护者之间形成的关系将会影响以后的发展。家庭睡眠环境的创设、父母及祖辈的睡眠回应性照护会在很大程度上影响婴幼儿的睡眠质量。

一、家庭睡眠照护环境的创设要点

(一)睡眠物品的选择及注意事项

家长总想把最好的东西给孩子,对于婴幼儿睡眠贴身用品的选择,父母非常慎重,表 4-4 内容仅供家长参考。

表 4-4 家庭睡眠物品选择参考

类别		物品
直接相关	地方	小床、摇篮、秋千、推车、安全座椅
	穿着	连体衣、睡袋、尿不湿、襁褓
	床品	被褥、床垫、枕头
优化环境	空气质量	空气净化器、除螨设备
	温度、湿度	取暖器、空调、电风扇、凉席、加湿器、温度计、湿度计
	光线	遮光窗帘、夜灯
	声音	白噪声软件、床铃
	其他	蚊帐
安全相关		监控器、护栏、地垫
帮助家长节省体力		背巾、背带、腰凳、瑜伽球、摇椅
帮助安抚宝宝情绪		安抚奶嘴、安抚巾、安抚玩具、睡眠绘本

家长在挑选婴儿床的时候要注意查看质量和安全认证,还需要注意以下几点:①尽量选择标准尺寸,这样配床品会比较方便;②床栏杆的间距不能超过 6 cm,以防婴幼儿的头滑出或被卡住;③床板高度最好能调,在婴幼儿尚不会坐、站时,床板高一些方便照顾,一旦婴幼儿会坐、会站后,为防止他们爬出来、摔下来,需要把床板高度降低;④婴儿床的设计要简单,花里胡哨的装饰品可能会钩住婴幼儿的衣服。

婴儿床的放置要和窗户、窗帘有一定的距离,防止婴幼儿被窗帘绳勒住脖子,也防止婴幼儿因攀爬窗台受伤。床品的材质最好选用纯棉的,经常洗晒,防止螨虫滋生。另外,出于安全和方便的考虑,可以为婴幼儿选择合适的睡袋。由于婴幼儿头部和颈部力量还不大,在睡眠过程中无法躲开可能会捂压口鼻的床品,发生窒息,因此,美国儿科学会建议家长不在婴幼儿的床上放置枕头,2~3 岁以后再开始使用枕头。

美国儿科学会建议 1 岁以内的婴儿与父母分床睡,但不分房。妈妈与婴幼儿同一间房睡觉,可以及时地回应婴幼儿的需求,建立起良好的母婴依恋关系。与婴幼儿分床睡,有利于减少婴幼儿猝死综合征的发生。安抚奶嘴有助于降低婴幼儿猝死的风险,但要注意选择适合婴幼儿年龄段的、大小合适的安抚奶嘴,安抚娃娃的选择也要视婴幼儿年龄而定(图 4-6)。母乳喂养的妈妈最好是等到婴儿已经可以熟练吃奶后(通常是在 3~4 周)再用安抚奶嘴,避免婴儿形成奶头错觉。另外,妈妈还需在合适的时间,帮助婴幼儿戒掉安抚奶嘴。

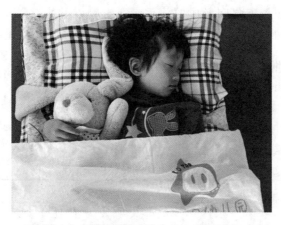

图 4-6　需要安抚娃娃才能入睡的幼儿

（二）优化家庭睡眠环境

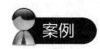

　　婴儿，6 个多月，连续几个晚上睡眠时长不足 3 小时，频繁夜醒。有一次怎么哄也哄不好，哭闹了差不多 1.5 个小时，给予饮水 100 mL，喝完倒头就睡，后发现是因为家中通了地暖让宝宝感到很热、不舒服才哭闹。

　　温度、湿度、光线、声音、空气质量都属于睡眠环境的范畴，和睡眠质量关联很大。上述案例就直观反映出温度、湿度对婴幼儿的睡眠有很大影响。那么，在婴幼儿的睡眠回应性照护中，我们应该如何确保环境的适宜性？

　　1. 确保空气质量　婴幼儿在室内时间较长，尤其是新装修的房子，需要确保在没有污染物（甲醛、苯等挥发性有机化合物）超标的情况再入住，多开窗通风。有些婴幼儿会因为雾霾、空气尘螨较重，引发过敏和夜间咳嗽，从而影响睡眠质量，这时，家庭使用空气净化器、除螨就显得非常必要。

　　2. 调节温度和湿度　过冷或过热都不利于睡眠，比较适宜的温度是 20 ℃左右。婴幼儿和父母穿差不多厚度的衣服，甚至稍少一点儿即可。不要因为害怕婴幼儿受凉而包裹婴幼儿的头部，以免影响散热。夜间最好能够使用睡袋，避免婴幼儿踢被子。夏天婴幼儿新陈代谢旺盛，容易汗多起痱子，需要开空调或用凉席，但别贪凉，也别直接将婴幼儿置于风口下。夏天蚊虫多，有时婴幼儿突然夜醒也可能是被蚊子咬了，所以应注意灭蚊，使用蚊帐。

　　南方的冬天由于没有集中供暖，天寒地冻时起夜照顾婴幼儿尤为辛苦，因此可以使用空调、取暖器升温。油汀式取暖器一般可以把室内温度升高 10 ℃，达到相对舒适的温度，即 15～20 ℃，相比空调更为舒适。当温度上升时，湿度可能会下降，干燥也会引起婴幼儿睡眠不安，婴幼儿需起夜喝水。可以用湿毛巾、水盆、加湿器等给室内加湿。房间内可以放置已经校准过的温度计和湿度计，时刻留意睡眠中的温度和湿度变化。

　　3. 注意遮挡光线　夏天天亮得早，婴幼儿也会跟着早起。虽然不能因为过度呵护造成婴幼儿对环境过于敏感，但如果环境确实造成比较大的影响，则需采取一定的措施,如遮挡光线。遮光帘是最常见的遮光物品。除了遮光,为了方便夜间照顾婴幼儿,有的家庭采用夜灯来增亮,但要注意过亮的光线容易抑制褪黑素的分泌,尽量不要长期使用,如果夜间太黑,起夜时可以拉开窗帘借助月光照明。

4.注意屏蔽噪声 临街的房子常有各种汽笛喇叭声,突然而来的噪声会使睡梦中的婴幼儿受到惊扰,因此可以使用双层玻璃隔音,或在哄婴幼儿入睡时播放一些背景音乐。白噪声软件、床铃都可达到这个效果,这些可以起到安抚作用。此外,还可以适当借助安抚物品,比如安抚奶嘴、安抚巾、安抚玩具、睡眠绘本等物品缓解婴幼儿睡前紧张情绪。

高质量的睡眠对婴幼儿来说非常重要,一个温馨、舒适、安静的睡眠环境是保证婴幼儿高质量睡眠的前提,照护者尽量让他们在自己熟悉的环境中睡觉,主要包括以下注意事项。

(1)卧室的环境要相对安静,减少噪声,照护者尽量在婴幼儿睡觉的房间外进行交谈,或者减小说话的音量。

(2)室内的灯光不能太亮,白天睡觉不易过分营造黑暗的环境,晚上睡觉尽量借助月光查看婴幼儿的睡眠状态。灯光或阳光不能直接照在婴幼儿脸上,室温不宜过高,控制在 20～23 ℃,湿度要在 50％左右。

(3)窗帘的颜色不宜过深。

(4)注意开窗通风,保证室内空气新鲜。

(5)为婴幼儿选择一张适宜的床。床的软硬度适中,最好是木板床,以保证婴幼儿的脊柱正常发育。

(6)睡前洗净婴幼儿的脸、脚、臀部。1 岁前的婴儿不会刷牙,可以用清水或淡茶水擦拭牙齿,并排尿一次。

(7)给婴幼儿换上宽松、柔软的睡衣并让其保持良好的睡姿,以便安稳入睡。

(8)每天应定时哄婴幼儿睡觉。

二、家庭回应性睡眠照护

(一)判断婴幼儿睡眠充足的标准

睡眠时长是我们常用来判断婴幼儿睡眠是否充足的依据,但是婴幼儿的睡眠需求不同,身体状况不同,所以针对每阶段婴幼儿的睡眠时长规定并不是绝对的。对于特殊的婴幼儿,单从睡眠时长无法全面准确把握他是否睡眠充足,此时要对婴幼儿进行全面观察。如果符合以下三点,即使婴幼儿睡眠时间比一般婴幼儿少一些,也可以认为睡眠是充足的。

(1)在白天活动的过程中,精力充沛,无疲劳感。

(2)胃口正常,吃奶、吃饭食欲佳。

(3)在饮食正常的情况下,体重随年龄增长而增加。

(二)婴幼儿睡眠的姿势

睡眠的姿势有三种:仰卧、侧卧和俯卧。5 个月以内的婴儿因自己不能翻身,睡眠的姿势主要由大人决定,6 个月以后由婴幼儿自己选择。

1.仰卧 如图 4-7 所示,婴幼儿仰卧时头通常偏向房子中间,这里常有人活动,有光亮和声音吸引,虽然在我国很多家长为了保持头型,喜欢培养婴幼儿仰卧睡眠的习惯,但若一直保持仰卧的睡眠习惯,容易造成婴幼儿后脑勺扁平。另外,由于婴幼儿容易呕吐,仰卧时呕吐物容易吸入气管引起窒息。

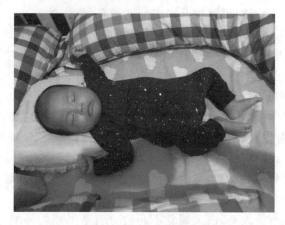

图4-7 仰卧位的婴儿

2. 侧卧 婴幼儿侧卧时可双腿弯曲,有利于肌肉组织充分休息,消除疲劳。右侧卧不会压迫心脏,还有利于胃内容物朝十二指肠方向推进,促进婴幼儿消化。

3. 俯卧 俯卧即趴着睡。俯卧位会压迫胸部,引起呼吸困难,对于还不会抬头的婴儿,俯卧确实存在一定风险,家长一定要及时纠正婴幼儿的睡姿,以免导致婴儿猝死综合征(SIDS)。但实际上俯卧也有一定的优势,对于婴幼儿来说俯卧有利于胸廓和肺的生长发育,可以避免呕吐物或唾液流入气管。如果婴幼儿已能抬头,则可允许其趴着睡(图4-8)。

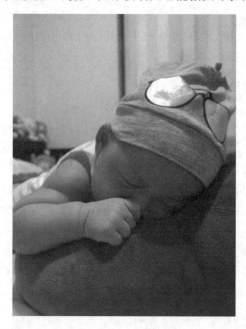

图4-8 俯卧位睡觉的婴儿

(三)照料婴幼儿睡眠的注意事项

国家卫生健康委员会发布的《0岁~5岁儿童睡眠卫生指南》对家庭睡眠养育行为有以下建议:婴幼儿宜独自睡在婴儿床上,可与父母同一房间;培养其独自入睡的能力,当婴幼儿想睡但未睡着时将其单独放置小床入睡,不宜摇睡、搂睡,将喂奶与睡眠分开。为确保婴幼儿的睡眠质量,还需注意如下问题。

(1)确保婴幼儿衣服宽松,不要穿得太紧、太厚,尿布湿了要及时更换。

(2)尽量安排婴幼儿在相对固定的时间睡觉,睡觉前不要使婴幼儿过分兴奋。

(3)尽量不要抱着婴幼儿睡,不要用摇床、拍背等方法来催眠,更不要让婴幼儿口含奶嘴睡觉。

(4)不能让婴幼儿睡在没有护栏的床上,以防翻滚摔下床。

(5)不要用逼迫、威胁、吓唬的方法使婴幼儿入睡,这样不利于婴幼儿尽快入睡,还会使其睡不安稳,容易惊醒。

(6)避免婴幼儿睡眠时头固定一边,要时常帮助其变换睡姿,以免头部骨骼受压成扁头或偏头。

此外,为了避免睡眠过程中意外的发生,家长可以放置睡眠安全物品。防撞防跌倒床围可以保护婴幼儿头部直接撞到木质护栏上,也可以避免婴幼儿坠床。但不能因为放置防撞床围,家长就长时间不看护婴幼儿睡眠,家长仍需有规律按照一定频率看护婴幼儿睡眠,可以在房间配置摄像头,随时关注。

（四）婴幼儿自主入睡方法

1. 观察 熟悉婴幼儿的特点,了解每个阶段的作息时间和规律。当婴幼儿出现揉眼睛、打哈欠、烦躁、哭闹等现象时,家长要能立即观察并识别,并快速整理好婴儿床,调试合适的室内光线及温湿度,为婴幼儿睡眠做好准备。

2. 安抚 婴幼儿出现烦躁、哭闹等情况时,家长要及时安抚,回应婴幼儿的情绪(图4-9),可以询问"宝宝是要睡觉了吗?""妈妈带宝宝去睡觉",用理性的眼光看待此时的哭声,解决婴幼儿此时的需求,才能让其有充分的安全感。月龄较小的婴儿出现睡前哭闹、烦躁时,家长可以充分利用安抚巾(图4-10)。

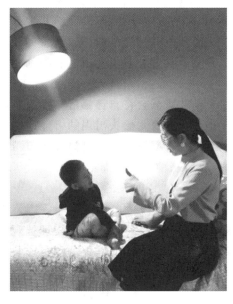

图 4-9 母亲与幼儿睡前互动

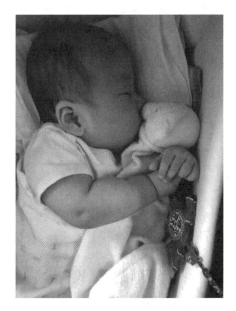

图 4-10 抱着安抚巾入睡的婴儿

3.放床 假设熟睡状态为10,清醒状态为1,那么应该尝试睡眠状态在7~8时(眼睛刚要闭未闭或刚刚闭上时)让婴幼儿躺在床上。0~3个月时,婴儿熟睡后放床上,较大月龄的婴幼儿可以多尝试在清醒状态下放床上。当婴幼儿被放下后情绪烦躁时,家长可以轻拍安抚,轻拍部位根据床的大小选择肩部、臀部、背部。

三、睡眠异常情况的照护

在婴幼儿期,睡眠占据其生活的大部分时间,良好的睡眠不仅有助于婴幼儿中枢神经系统的成熟和总体功能形成,对体格、认知、神经运动和气质发育的形成也有重要影响。夜间睡眠效率对婴幼儿生长发育尤为重要,为了解婴幼儿的睡眠情况,家长可以通过"睡眠记录表"或"手账"等形式客观记录婴幼儿的睡眠情况。标准化的睡眠日记记录的信息包括婴幼儿就寝时间、入睡潜伏期、夜醒次数和时间、深睡眠时间、白天小睡时间以及持续时间长短等。随着科学的发展,更多新技术可以运用到婴幼儿睡眠的评估中,比如婴儿记忆床垫,通过监测婴幼儿睡眠时的呼吸频率,可以获取婴幼儿较长时间的睡眠状况。当婴幼儿在睡眠中出现异常情况时,常常预示着其睡眠出现问题,家长要留心并及时发现问题,给予恰当的照护。

1.打鼾和用口呼吸 轻微打鼾通常对婴幼儿无害,可能是扁桃体或腺样体肥大。过敏体质婴幼儿可能会在花粉季或感冒时加重打鼾现象。长期持续打鼾可能会引起呼吸暂停,导致缺氧,影响大脑发育,长期打鼾也会打断婴幼儿睡眠,使睡眠时间变短。家长要及时关注婴幼儿情况,避免意外发生。

用口呼吸属于不良习惯,长期用口呼吸会影响婴幼儿面部发育,导致口腔干燥,抵抗力降低,影响睡眠质量。家长要及时观察,发现问题。如果是因为婴幼儿鼻屎导致鼻孔堵塞影响呼吸,家长可以通过海盐水冲洗鼻腔的方式帮助婴幼儿呼吸顺畅,如果因为鼻炎或腺样体肥大,则需尽早带婴幼儿就医。

2.夜惊和噩梦 夜醒一般表现为哼哼唧唧,甚至突然尖叫哭醒。此时家长要查看婴幼儿是否有身体异常,比如有疼痛、大小便排泄等情况,需要及时解决婴幼儿生理需求。如夜惊没有任何生理问题,则可用言语、抚摸、抱、哺喂等方式进行安抚,帮助婴幼儿认清环境,重新进入睡眠状态。还可以用灯光、声音甚至抱出房间等方式将婴幼儿唤醒,使其脱离大哭状态。

3.摇头 婴幼儿入睡后常会出现高频率摇头,有时甚至会将自己摇醒。摇头时间长了可能会出现枕秃,此时家长不必过多担心与焦虑。婴幼儿摇头出现的可能原因很多,如多汗引发湿疹或头皮痒,需要通过摇头摩擦来缓解,家长可以通过温度调节帮助婴幼儿缓解出汗及湿疹情况;神经发育不成熟,兴奋度高;前庭发育尚不完善,长大了会好转,家长可以通过荡秋千、骑木马等方式改善。

4.频繁夜醒 频繁夜醒可能和胀气、过饱、消化不良、过热、白天受惊吓等因素有关。婴幼儿的睡眠没有大人成熟,夜醒是正常现象,如果夜醒频繁,家长则需理智观察并根据实际情况进行处理。有时候婴幼儿发出哼唧声时,家长不必立刻安抚,可以装睡等待其自行由浅睡眠进入深睡眠阶段。

5.婴幼儿睡眠误区

误区一:玩累了就困了。

通常情况下,婴幼儿越累越难以入睡,且很难安抚而出现"闹觉"。尽管到最后,婴幼儿会睡着,但是入睡后婴幼儿常会出现夜惊,或小睡之后哭闹的情况。"玩累了就睡"的做法会影响婴幼儿的身心健康。

误区二:婴幼儿看着精神很好,没有要睡的信号。

由于大脑神经发育的特殊性,婴幼儿自身在受到外界环境刺激时,其困倦信号不容易被发觉,反而表现出越困越兴奋。因此照护者需要了解婴幼儿的睡眠特点及间隔时间,必要时选择相对安静的环境,婴幼儿可能很快就能入睡。

误区三:睡眠习惯不用培养,长大就好了。

睡眠和大脑的发育息息相关,儿童的睡眠确实会比婴幼儿期要好,但是好的睡眠习惯对于母亲和宝宝来说都是极大的安慰,良好睡眠习惯的养成会为婴幼儿今后的发展打下坚实的基础。

误区四:睡太多了不好。

新生儿大脑飞速发育,白天一大半时间在睡觉,睡眠是其生理需要。随着年龄的增长,婴幼儿的睡眠在白天和夜晚会出现此消彼长的状态,睡眠对体力的恢复、对记忆力的提高都大有裨益。家长应该考虑在婴幼儿睡醒状态下进行早期学习促进,而不用担心睡太多影响智力发育。

扫码在线
答题

扫码看课件

思政园地

第五章　运动与游戏中的回应性照护

　学习要点

1. 学习婴幼儿动作发展与体能活动组织的基本特点。
2. 掌握常见婴幼儿游戏类型，熟悉游戏中回应性照护的要点。
3. 掌握婴幼儿的运动与游戏和回应性照护之间的关系与相关知识点。

婴幼儿的回应性照护包含养育和教育两个过程。运动与游戏是促进婴幼儿身体发育和心理行为发育的重要方式。婴幼儿通过运动与游戏，发展身体动作，提高认知能力、语言能力，培养情感及社会性。照护者应该在了解不同月龄婴幼儿身心发展特点的基础上，学习和掌握婴幼儿运动与游戏的相关理论知识，为婴幼儿的运动与游戏提供有利条件，促进婴幼儿身心全面发展。

第一节　运动与游戏和婴幼儿的身心发展

婴幼儿的生长发育具有高度可塑性，且与年龄、环境、干预的敏感期密切相关。运动与游戏有利于促进婴幼儿身心健康发展，也是婴幼儿回应性照护的重要内容。照护者应重视并掌握婴幼儿运动与游戏相关的理论知识，充分利用家庭、托育机构、社区等各种资源，为婴幼儿提供各种运动与游戏的机会，促进婴幼儿身体以及心理行为的协同发展。

一、身体发育及心理行为发育的基本概念

运动与游戏是促进婴幼儿身体发育和心理行为发育的重要手段。身体发育一般包括体格、体能、身体成分和脑的发育。体格是指人体的外部形态、身体比例和体型等；体能是指人体具备的能胜任日常工作和学习而不感到疲劳，同时有余力充分享受休闲娱乐生活、应对突发情况的能力；身体成分是指人体的肌肉、骨骼、脂肪等，各种体内成分的含量；脑是人体中结构和功能都最为复杂和精细的器官。胎儿期的最后 3 个月和婴儿出生后的前两年是大脑发育的"加速期"，大脑的发育是心理行为发育的基础。心理行为发育一般包括认知发展、语言发展、情感发展及社会性发展等。回应性照护能够刺激婴幼儿大脑中的神经元，为婴幼儿发展提供各领域的经验启发。

二、婴幼儿运动能力的发展

适量的运动可以促进身体发育。婴幼儿运动能力的发展与婴幼儿动作发展水平息息相关。照护者应关注婴幼儿动作发展情况,为婴幼儿提供合适的环境,保障婴幼儿充分活动身体,让婴幼儿进行适量的运动,通过运动促进婴幼儿身体发育。通过游戏的方式增添运动乐趣,激发婴幼儿兴趣,培养婴幼儿参与运动的自主性和积极性。

（一）婴幼儿动作发展

婴幼儿动作发展具有程序性。新生儿可以进行无条件反射动作,例如,巴宾斯基反射、达尔文反射等。婴幼儿期的动作发展可分为粗大动作(gross movement)和精细动作(fine movement)两类。婴幼儿通过不断发展粗大动作和精细动作来提升自身的协调性、平衡性和控制身体的能力。粗大动作的发展按抬头、翻身、坐、爬、站、走、跑、跳的发育程序进行,即所谓的头尾发展规律(principal of cephalocaudal development)。精细动作的发展与粗大动作的发展不同,精细动作的发展需要经历相当长的统合和发育过程,不是与生俱来的。粗大动作和精细动作还遵循近侧发展规律(principal of proximodistal development),即近躯干的四肢肌肉先发育,手部精细动作后发育。

一般来说,婴幼儿通过诸如翻身、爬行等动作,发展基本的大运动技能,逐渐加强对躯干的控制能力。随着肌肉和骨骼的发育,身体协调性也逐步提高。婴幼儿在学会站立后逐渐可以独立站立和行走,1岁左右开始蹒跚学步。但需注意婴幼儿之间存在个体差异,过早地让婴幼儿学习站立可能会因为骨骼发育还不能达到承受自身重量的程度而导致双腿弯曲。婴幼儿通过双手认识自我、感知客观世界,6～12个月的婴幼儿精细动作发展迅速,手指逐渐灵活。

婴幼儿期也是感觉运动整合能力发展的关键时期。他们通过将视觉、听觉、触觉等感觉信息整合在一起,实现更加复杂的运动。例如,婴幼儿在学习坐、站、行走时,他们会通过整合视觉、听觉、触觉等感觉信息,调整肌肉的紧张度、关节的角度来保持身体的平衡和稳定。随着感觉运动整合能力不断发展和提高,他们还会根据不同的环境进行适应性调整。例如,在不同地形、不同高度、不同材质的地面上行走时,他们会调整步伐和步态,以适应环境的变化。

1. 无条件反射动作 无条件反射动作是指出生后就表现出来的本能的生理行为反应。例如,婴幼儿在出生后会通过吸吮来进食,即吸吮反射;触摸婴幼儿足底时,婴幼儿会张开脚趾,腿蜷缩,即巴宾斯基反射;用手指或笔杆轻轻按压新生儿的掌心,新生儿会紧紧握住手指或笔杆不放,即达尔文反射等。这些无条件反射动作通常是婴幼儿自动和无意识进行的。无条件反射动作能帮助婴幼儿适应外部环境,建立基本的运动控制和协调能力,并为后续的运动能力发展和认知能力发展打下基础。无条件反射动作会随着婴幼儿的生长和发展逐渐减弱或消失,被自主和有意识的运动和行为所替代。

2. 粗大动作 粗大动作是指身体和四肢的运动,主要包括头颈部肌肉群、躯干部肌肉群以及四肢肌肉群参与控制的动作。0～3岁婴幼儿粗大动作主要体现在抬头、挺胸、翻身、坐、爬、站、走、跑、跳、钻、攀登、下蹲等动作(图5-1)。粗大动作发展为婴幼儿运动打下基础。0～1岁婴儿以移动身体为主,包括躺、坐、爬、站等;1～2岁幼儿逐渐向基本动作技能过渡,包括爬、走、跑、钻、踢、跳等;2～3岁幼儿以发展运动技能为主,各种动作趋于均衡发展,例如走直线、单脚站立、原地单脚跳、双脚跳、跨越低矮障碍物、上下楼梯等。

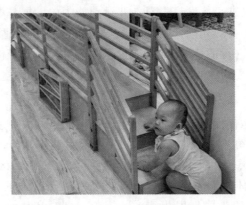

图 5-1　婴幼儿动作发展

3. 精细动作　精细动作指个体凭借手掌以及手指等部位的小肌肉或小肌肉群的活动,并在感知觉、注意等心理活动的配合下完成的特定动作。0~3 岁是婴幼儿精细动作发展极为迅速的时期,为后来各种复杂动作打下基础。婴幼儿的精细动作主要包括手部的基本动作、双手协调、手眼协调等。0~1 岁婴儿精细动作主要为基本手部动作,如抓、握、捏等;1~2 岁幼儿开始摆弄复杂的玩具,双手协调配合,能完成涂画、垒高、拼搭、叠套等各种动作;2~3 岁幼儿开始进行更为复杂的手指协调和手部控制动作,可以搭建、折纸,自己喝水、吃饭、翻书等。

不同月龄婴幼儿动作发展特点如表 5-1 所示。

表 5-1　不同月龄婴幼儿动作发展特点

月龄	粗大动作	精细动作
0~12	会爬行且动作自如;能独自站立,自己扶物可独立走几步;能牵手行走。	能用拇指和食指捡起小东西;会用手从容器中拿出、放进小物体;能拿饼干、水果等食物并进行啃咬。
13~18	能独自走稳、停下或改变方向;能在搀扶下或扶栏杆上楼梯;喜欢跑,但缺乏稳定性;能举手过肩扔球;能拉着玩具倒退走几步。	能垒高 3 块左右的积木;能双手捧碗,并双手配合用勺进食。
19~24	能连续跑,比较稳当;开始做原地跳跃动作,能双脚同时跳起;能双手举过头顶掷球,会向不同方向抛球。	能用带子或绳子串珠子;能垒高 5 块左右的积木;能拿笔进行随意的涂鸦。
25~36	能单脚站立片刻;能跨过 15 cm 高或宽的障碍物;能双脚离地连续向前跳;能绕障碍物跑;开始手脚协调地攀爬;能比较自如地推拉玩具、骑小车等(图 5-2);能搬运小玩具盒、大积木、小椅子等。	能一页一页地翻书;能双手配合穿鞋袜、解扣子、拉拉链等;能画直线、模仿画圆、画十字等。

注:参照《浙江省家庭和社区 3 岁以下婴幼儿照护指南(试行)》。

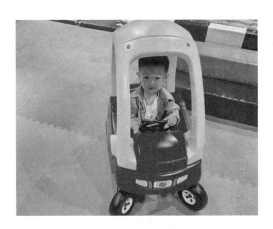

图 5-2　骑小车

（二）婴幼儿体能发展

1. 婴幼儿体能活动　体能是个体经过遗传和身体锻炼而获得的，是从事一切身体活动时所表现出来的基本运动能力。体能可以分为健康相关体能（health-related physical fitness）和运动技能相关体能（skill-related physical fitness），两者分别以身体的生理功能指标和运动能力指标反映出来。生理功能指标通常由心血管功能、肺功能、肌肉力量发育等方面构成；运动能力指标主要指人体通过运动完成某种专门动作的能力，主要由力量、速度、灵敏协调、柔韧、耐力、平衡素质等方面构成。照护者应为婴幼儿体能活动创造有利条件，如使用一些符合婴幼儿发育特征、具有趣味性的运动游戏器械，让婴幼儿活动身体、发展运动能力（图 5-3）。需要注意的是，虽然每一种运动能力的发育水平和特征均可以通过一种或几种运动项目来反映，但婴幼儿运动目的主要是通过婴幼儿的体能活动来促进他们的身体、动作及认知等方面的发展，不在于体育技能的训练。比如，可以让婴幼儿在水中"游泳"，但主要目的并不是训练泳姿和体育竞赛（图5-4）。

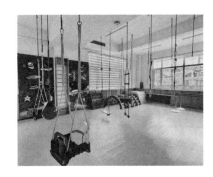

图 5-3　婴幼儿体能游戏器械

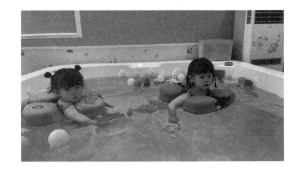

图 5-4　水中运动与体能游戏

2. 婴幼儿体能活动与体育游戏　婴幼儿动作发展过程中，应掌握移动能力、稳定能力、操作能力等。婴幼儿身体发育程度有限，不能进行过高强度和规则复杂的体育游戏。照护者可以在确保安全的前提下，根据婴幼儿动作发展规律以及体能发展指标，结合体育游戏相关理论知识，设计一些合理的体育游戏来促进婴幼儿的发展。

不同发展阶段婴幼儿体能活动的侧重点以及运动目的、方法、手段不尽相同。婴儿在出生后的前几个月主要进行抬头、翻身、爬行等基本身体活动，到1岁左右逐渐可以独立站立和行走。3岁左右的幼儿身心得到一定发展，在体育游戏中可以加入一些练习要素：①以静态平衡为主，简单的动态平衡练习为辅的练习；②以静态主动拉伸为主，动态拉伸为辅，动静结合的柔韧练习；③以模仿体操为主，动作技能练习为辅的灵敏协调练习；④以反应速度为主，动作和位移速度为辅的速度练习；⑤以克服自身重量为主，轻器械为辅的力量练习；⑥以走、跑为主，各种跳跃为辅的耐力练习。以上练习过程中应注重动作的多样化，不应过于追求完成质量，进一步促进婴幼儿身心发展。

体育游戏的分类如表5-2所示。

表5-2　体育游戏的分类

分类	内容
体能素质	力量游戏、速度游戏、灵敏游戏、耐力游戏、平衡游戏、柔韧游戏。
组织形式	集体游戏和分散游戏、小组游戏和个人游戏、班级游戏等。
运动负荷	大活动量的体育游戏（大负荷游戏）、中等活动量的体育游戏（中负荷游戏）、小活动量的体育游戏（小负荷游戏）。
主动被动	创造性游戏、接受性游戏。
运动技能	走的游戏、跑的游戏、跳跃的游戏、投掷的游戏、钻的游戏、攀爬的游戏等。
游戏情节	情节性体育游戏、无情节性体育游戏。
游戏器材	徒手游戏、模仿性游戏、有运动器械游戏（如：垫上游戏、球类游戏、平衡板游戏等）。
游戏性质	规则性游戏、主题性游戏、探索性游戏、表现性游戏等。

3. 婴幼儿运动与体育游戏设计　照护者在设计体育游戏时可以先确立一个切实可行的游戏目标，根据目标来构思游戏玩法。可以根据婴幼儿的动作发展程度以及对游戏的接受和理解程度，拟定一个简单的游戏规则，适当添加一些游戏元素，增加游戏趣味。在游戏过程中细心观察婴幼儿的反应与表现，适当调整游戏的内容与形式。结合婴幼儿的完成度和结果给予婴幼儿积极的鼓励性回应和建议。由于婴幼儿身心发展并不成熟，需要照护者随时关注婴幼儿的安全，在他们失败受挫时对他们进行耐心、细致的鼓励、支持和引导，不违背婴幼儿发展规律，不揠苗助长。

（1）垫上游戏。照护者可以使用婴儿垫或软垫让婴幼儿进行游戏，让他们练习坐稳、爬行、打滚等动作（图5-5）。结合婴幼儿的实际情况，对他们的动作进行协助或通过语言鼓励他们完成动作。可以适当设置障碍物，帮助他们爬升和跨越。

（2）球类游戏。在确保安全的情况下使用球类道具，引导婴幼儿进行踢球、拍球、投掷和接球的游戏。比如，选择一个轻巧的柔软球，将球放在地面上，引导婴幼儿尝试用脚踢球，培养他们的足球技能和脚部肌肉发展。拍球、投掷和接球可以帮助他们练习手眼协调和精细运动技能。随着婴幼儿身体不断发育，他们在体能发展中逐渐掌握和展现出跑、跳、投掷、接球等更复杂的运动技能，可以进行运动与游戏的范围扩大，他们也渐渐开始能自主选择参与不同类型的运动与游戏。

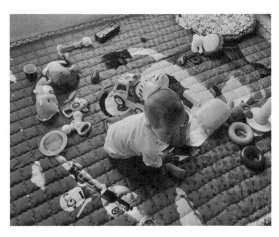

图 5-5 婴幼儿垫上游戏

（3）稳定与平衡类运动游戏。婴幼儿可以通过不同姿势的稳定和平衡活动来发展身体的平衡性、协调性。例如，将婴幼儿放在一个平稳的球上或婴儿摇椅里，轻轻晃动球或摇椅，让他们感受身体的晃动和平衡变化；让婴幼儿在平稳的地面上进行站立和坐下的练习，以及进行单脚站立、单脚跳等平衡性练习。

4. 婴幼儿运动能力评估 运动能力的发展有赖于肌肉骨骼系统和感知觉系统的发育，需要适当的身体控制能力、动作协调能力，以及理解动作指令、有目的且有计划的动作执行能力。婴幼儿运动能力评估主要是结合不同月龄婴幼儿动作发展的里程碑对婴幼儿的粗大动作、精细动作以及运动能力的发展情况进行观察和评估。照护者可以在日常生活中观察和评估婴幼儿动作的发展情况（表 5-3）。必要时，照护者及相关专业人士可以借助标准化评估工具对婴幼儿运动能力进行观察和评估。目前常用的评估工具包括 Peabody 运动发育量表（peabody developmental motor scale，PDMS）、Alberta 婴幼儿运动量表（alberta infant motor scale，AIMS）、婴幼儿运动表现测试（test of infant motorperformance，TIMP）等。

表 5-3 婴幼儿动作观察与评估

月龄	1	2	3	4	5
动作观察	（1）抬肩坐起头竖直片刻 （2）俯卧头部翘动 （3）触碰手掌紧握拳 （4）手的自然状态	（1）拉腕坐起头竖直短时 （2）俯卧头抬离床面 （3）花铃棒留握片刻 （4）拇指轻叩可分开	（1）抱直头稳 （2）俯卧抬头45度 （3）花铃棒留握30秒 （4）两手搭在一起	（1）扶腋可站片刻 （2）俯卧抬头90度 （3）摇动并注视花铃棒 （4）试图抓物	（1）轻拉腕部即坐起 （2）独坐头身前倾 （3）抓住近处玩具 （4）玩手

月龄	6	7	8	9	10
动作观察	(1)仰卧翻身 (2)会拍桌子 (3)会撕揉纸张 (4)弄倒桌上一积木	(1)悬垂落地姿势 (2)独坐直 (3)耙弄到小丸 (4)自取一积木，再取另一块	(1)双手扶物可站立 (2)独坐自如 (3)拇食指捏小丸 (4)试图取第三块积木	(1)拉双手会走 (2)会爬 (3)拇食指捏小丸 (4)从杯中取出积木	(1)保护性支撑 (2)自己坐起 (3)拇食指动作熟练

月龄	11	12	15	18	21
动作观察	(1)独站片刻 (2)扶物下蹲取物 (3)积木放入杯中	(1)独站稳 (2)牵一手可走 (3)全掌握笔留笔道 (4)试把小丸投小瓶	(1)独走自如 (2)自发乱画 (3)从瓶中拿到小丸	(1)扔球无方向 (2)模仿画线条	(1)脚尖走 (2)扶楼梯上楼 (3)水晶线穿扣眼 (4)模仿拉拉锁

月龄	24	27	30	33	36
动作观察	(1)双足跳离地面 (2)穿过扣眼后拉线	(1)独自上楼 (2)独自下楼 (3)模仿画竖道 (4)对拉锁	(1)独脚站2秒 (2)穿扣子3～5个 (3)模仿搭桥	(1)立定跳远 (2)模仿画圆 (3)拉拉锁	(1)双脚交替跳 (2)模仿画交叉线 (3)会拧螺丝

注:参照《0岁～6岁儿童发育行为评估量表》。

三、婴幼儿游戏的基本概念

(一)婴幼儿游戏的意义

游戏指运用一定的知识和语言,借用各种物品,通过身体运动和心智活动,反映并探索周围世界的一种活动。

皮亚杰认知发展论主张游戏是婴幼儿认识世界的方式。游戏可以启发婴幼儿的想象力、创造力,满足他们的好奇心和探索欲;也可以培养婴幼儿的观察力、思考力、判断力、记忆力、注意力等能力,促进幼儿表达能力的发展。

弗洛伊德心理分析论主张游戏可用来调节情绪,认为婴幼儿通过愉快的游戏可以获得积极正面的情绪,也可以通过游戏调节因创伤或挫折所带来的负面情绪。例如,被家长责骂后,孩子将其不满情绪转移至洋娃娃身上,也照样责骂它。

对婴幼儿来说,"游戏即生活"。杜威的生活教育观念强调以经验为基础的实践和学习。婴幼儿通过游戏探索外界的实践活动,获取实际经验。游戏应是婴幼儿在主动和自发的情况下展开的,游戏的过程应该充满喜悦。游戏具有一定的教育意义,幼儿教育之父福禄贝尔也曾说过,"游戏是起源于快乐而终于智慧的学习"。这句话肯定了游戏的教育价值。婴幼儿的学习应寓教于乐,乐学而不厌。

(二)婴幼儿游戏的作用

通过游戏满足婴幼儿发展的以下需求:①生理需求。活动身体的游戏可以促进肌肉、骨骼发育,训练体能,促进婴幼儿身体发育。②心理需求。游戏激发婴幼儿的探索欲与好奇心,帮助他们在游戏中疏导自身情绪,在完成游戏时获得成就感,满足婴幼儿的情感需要。③社会需求。游戏可以培养婴幼儿的集体意识、团队协作意识,帮助他们树立社会规范意识,促进婴幼儿的社会化。

(三)婴幼儿游戏的分类

游戏的内容和形式多种多样,以不同理论为依据,游戏被分为不同类型。照护者可以结合相应的理论知识,提供条件和机会,让婴幼儿进行符合他们身心发展特征的游戏。

1. 皮亚杰的游戏分类 以婴幼儿认知发展为依据,皮亚杰将游戏分为感觉运动游戏(练习性游戏)、象征性游戏(角色游戏)和规则性游戏,如表5-4所示。

表5-4 皮亚杰的游戏分类

游戏分类	特征及内容
感觉运动游戏	通常出现在"感知运动阶段",0~2岁。 通过身体活动以及通过接触到的物体进行游戏。游戏无目的、无主题、无组织,是一种自然发生、一再反复的动作练习。例如,婴儿躺在床上手舞足蹈,抓握简单的玩具。幼儿无意间发现滚球很好玩,于是一直重复地滚;发现摇动系在风铃上的绳子便可听到叮叮声,他感到有趣,于是重复去拉绳子。
象征性游戏	通常出现在"前运算阶段",2岁开始,5岁较多。 类似模仿类游戏和角色扮演类游戏。游戏内容多是虚构的、想象的。其包括通过由多数幼儿共同扮演社会角色,并融入人际交往、语言交流、社会规范的一种游戏。例如,将玩偶当成自己的好朋友,披浴巾假装是超人。"过家家"游戏中扮演医生、护士、病人、老板、消费者等。
规则性游戏	通常出现在"具体运算阶段",6岁开始,8、9岁较多。 有规则的竞赛游戏,例如,123木头人、躲猫猫、跳方格、球类游戏、棋类游戏等。

2. 帕登的游戏分类 帕登认为儿童之间的社会性游戏与他人互动程度相关。以儿童社会性发展为依据,儿童的游戏行为可以分为无所事事行为(非游戏行为)、单独游戏(图5-6)、旁观行为(游戏的旁观者)(图5-7)、平行游戏(图5-8)、联合游戏和合作游戏。如表5-5所示。

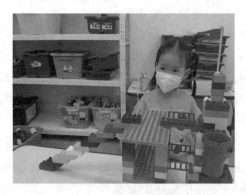
图 5-6 独自搭建积木

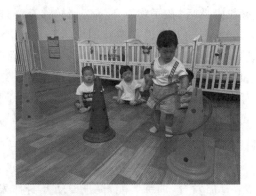
图 5-7 在一旁看其他小朋友游戏

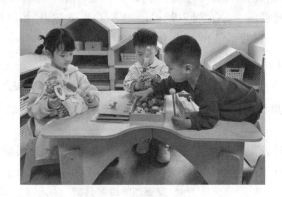

图 5-8 各自搭建积木

表 5-5 帕登的游戏分类

游戏分类	特征及内容
无所事事行为	通常出现在0～2岁。 只关注自己感兴趣的事物。例如,跟随成人走动或独自一人东张西望等。
旁观行为	通常出现在2～3岁。 会关注到他人的游戏活动,可能会提出自己的意见、问题,还可以互相交谈,但仍未实际参与游戏活动。
单独游戏	通常出现在2～3岁。 独自一人玩游戏,不参与他人活动,不与他人交流。
平行游戏	通常出现在3～4岁。 通常由两三个幼儿在同一场所玩同样的玩具,但无从属关系、无互助合作行为,各玩各的玩具,相互间没有沟通和互动。这是进入集体游戏的第一步,游戏开始具有社会性。
联合游戏	4岁之后较常见的游戏形式。 同伴间一起玩类似的活动,会互相交换玩具,模仿、交谈或讨论游戏内容。游戏行为主要发自主观意愿,集体游戏中不涉及角色分配和分工,没有特定要达成的共同目标。

续表

游戏分类	特征及内容
合作游戏	5 岁之后较常见的游戏形式。 游戏根据一定的规则进行,有一定的主题、目的及角色分配与组织分工。

3. 山下俊郎的游戏分类 日本的儿童心理学家山下俊郎将游戏分为感觉型游戏、运动型游戏、想象型游戏(模仿型游戏)、接受型游戏、结构型游戏(图 5-9),如表 5-6 所示。

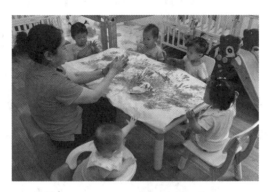

图 5-9　绘画创作

表 5-6　山下俊郎的游戏分类

游戏分类	特征及内容
感觉型游戏	通常出现在 0～2 岁。 主要通过运用感觉器官进行游戏。例如,观察和摸索不同形状、颜色、质地的玩具,听音乐、童话故事等。
运动型游戏	通常出现在出生后 3 个月左右。 主要通过活动四肢及整个身体来进行游戏。例如,进行爬行、滚动等动作,通过使用简单的球类玩具、推车、秋千、滑梯、跳绳等进行游戏。
想象型游戏	2 岁左右开始,3、4 岁较多。主要通过模仿看到、听到及接触到的人和事物进行游戏。有时需要发挥一定的想象力,例如角色扮演游戏。
接受型游戏	通常出现在 1 岁左右。通过被动地观看、倾听及感受进行游戏。例如,通过听童话故事、看电视节目和电影而被动地接收其内容和信息。
结构型游戏	2 岁以后逐渐增多。主要通过制作、组装和创造各种物体进行游戏。例如,绘画创作、折纸游戏、搭积木、黏土游戏等。

(四)婴幼儿游戏设计原则

照护者应在婴幼儿的日常生活中融入游戏要素,经常开展与婴幼儿身心发展相适应的运动与游戏活动。婴幼儿游戏设计应遵循六大原则:①游戏内容需配合婴幼儿的发展阶段;②充实婴幼儿的游戏设备与空间;③引导婴幼儿从游戏中学习,提高学习成效;④养成婴幼儿物归原处、遵守游戏规则等良好习惯;⑤鼓励婴幼儿参与群体活动,促进社会化;⑥尊重婴幼儿的游戏方式,勿过于介入游戏。照护者可以扮演观察者、支持者或引导者,突破年龄障碍与幼儿打成一片,提供适度的游戏自由与协助,多以鼓励、赞美取代责备。

四、婴幼儿游戏与心理行为发展

(一)婴幼儿认知能力发展与游戏

1. 感知觉 感觉属于直观性的认知行为,可分为视觉、听觉、嗅觉、味觉和触觉五种。知觉可分为时间知觉、空间知觉和运动知觉,是在感觉的基础上发展起来的。感知觉发展为婴幼儿的注意力、记忆力、思维等心理过程提供了必要的基础。皮亚杰将2岁以前的婴幼儿归入"感知运动阶段",此时的婴幼儿依靠感觉和知觉来探索和理解世界(图5-10)。

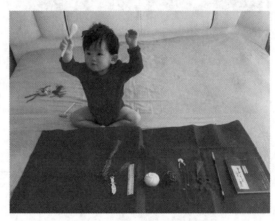

图5-10 婴幼儿认知能力发展

2. 注意力 注意是认知过程的开始,婴幼儿期注意的发展可分为无意注意和有意注意。强烈的声音、鲜明的色彩、突然出现的刺激物或事物都容易引起婴幼儿的无意注意。而有目的、积极主动的注意一般为有意注意。注意力可以理解为心理活动中对一定对象有选择地集中注意的能力。婴幼儿集中注意的时间短、易分散、范围小、带有情绪色彩,注意力发展不稳定。因此,在需要维持注意力的运动与游戏中,需合理控制活动时间,不宜一次性呈现太多物品。可以让婴幼儿先充分地对一两件简单物品进行探索和操作,再根据他们的兴趣逐渐呈现其他物品,增强注意对象和婴幼儿之间的互动。

3. 记忆力 记忆力指的是人脑对于信息的获取、储存、保留和提取的能力。记忆是一种比较复杂的心理过程,是过去经验在人脑中的反应,它包括识记、保持和再现或回忆三个基本环节。记忆以条件反射的出现作为标志,发展得比较早。婴幼儿天生就有记忆,这使得事物的表征可以在大脑中停留几秒。婴幼儿通过记忆和再现的方式,来模仿照护者各种扬眉、眯眼、张嘴、吐舌、皱眉等面部表情。随着婴幼儿的年龄增长,他们的记忆和回忆能力越来越可靠、越来越强。

4. 思维能力 思维能力指的是人脑处理信息、生成思维、进行推理、解决问题和做决策的能力。思维是一种概括的、简洁的反应形式,思维能力的培养包含建立客体永久性、理解因果关系、发展分类、配对能力以及发展排序能力等方面。0~3岁婴幼儿的思维发展趋势是从具体向抽象转化的。婴儿期的思维主要是靠感知觉和动作实现的,

1 岁以后的幼儿开始出现一些概括和间断性的思维萌芽。婴幼儿语言能力的发展使思维能力发展逐渐摆脱对动作的直接依赖,可以凭借表象进行思考。

(1)因果关系。主要指婴幼儿了解一个行为或事件会引发另一个行为或事件。因果关系的理解能力连同记忆能力和理解物体的能力一起,对婴幼儿预测、推理和解决问题能力的发展起着至关重要的作用。认知能力的提高使他们能够对可能发生的事情做出预测,记忆容量的增加使他们能够基于对事物运行机制的了解来思考事情为什么会发生。

(2)分类能力。思维能力中的分类能力是指对事物运作方式的理解,取决于组织和分类信息的能力,对于婴幼儿将来使用符号进行阅读和学习数学至关重要。对物品、经验和人进行分类是对事物做出预期和预测的必要条件,也是有效地解决问题和处理复杂社会关系所需的关键技能。婴幼儿学会区分人与无生命的物体是分类能力发展的第一个里程碑。随着婴幼儿感知觉能力的逐渐成熟,他们会注意到物体和人的特定属性,进而根据事物的一个显著特征将其至少分为两类。例如,按照物品的颜色这一显著外部属性进行分类,并利用这个属性将这个事物与其他事物区分开。常见的外部属性分类有颜色分类、大小分类、形状分类等。

(3)数感。主要指对数字、数学概念及原理的理解和敏感度。婴幼儿在探索世界的过程中建立数感、进行推理,不断提高解决问题的能力。照护者可以在日常生活中有意识地使用一些数学语言与婴幼儿交流,以及设计一些计数、排序、分类、堆叠的游戏活动,帮助婴幼儿有效地建立数感。比如,让他们整理自己的鞋袜,进行两两配对;鼓励他们整理玩过的玩具,对玩具进行分类。

不同月龄婴幼儿认知能力发展要点如表 5-7 所示。

表 5-7　不同月龄婴幼儿认知能力发展要点

月龄	认知能力发展要点
0～12	看到感兴趣的物品,会用手指向或伸手要;能较长时间观察物体或图画;喜欢观察、摆弄玩具等物体;记得住常用物品的位置,会寻找隐藏起来的物品;形成初步的分类能力,如区分动物和植物等。
13～18	能指认熟悉的人和物品;喜欢听熟悉的儿歌和故事,看喜欢的图片、图书等;处于假扮游戏的萌芽时期,可以在别人或玩偶身上假扮使用某一物品的功能,如用杯子给娃娃喝水;会探究简单的因果关系,如知道按遥控器开、关电视机,会挑选自己喜欢的物品。
19～24	能安静地听成人讲一个简短的故事或自己看书;能记住生活中熟悉物品放置的位置;能理解上、下等空间方位;对圆形等对称的图形感兴趣;能认识并分辨 1 种颜色;会比较 2 个物体的大小;能执行 2 个及以上的指令,如把球扔出去,然后跑去追。
25～36	假扮游戏时可以把一个物体象征为另一个物体,如游戏中把一根细长棍想象成牙刷;知道 3 种以上常用物品的名称和用途;能长时间集中注意力做自己感兴趣的事情;能用积木垒高或连接成简单的物体形状(如桥、火车);能区分圆形、方形和三角形;能口头数数 1～10;会手口一致点数 3 以内的实物;能正确表达并指认多种颜色;能比较或区分大小、多少、前后、里外等;能区分"1"和"许多"的物体;能回答并执行较复杂的认知任务,如在图板上将动物和它们喜欢吃的东西连线,或简单预测故事情节的发展。

注:参照《浙江省家庭和社区 3 岁以下婴幼儿照护指南(试行)》。

（二）婴幼儿语言能力发展与游戏

人类与外界沟通的方式皆可称为语言，包括面部表情、手势、语调、说话、肢体动作、文字叙述以及绘画等，其中说话是语言发展中最普遍的形式。婴幼儿阶段大脑皮质的语言区特别敏感，可以帮助婴幼儿将听到的语言进行记录和整理，婴幼儿从几个单个无意义的发音出发，逐渐发展出千百个有意义的音节、单词等，逐渐将这些单词根据语法规则结合起来，形成短句、句子等。0～3岁是语言学习与发展的最佳时期。语言能力发展具有以下作用：①自我建构作用。幼儿可以通过与他人言语沟通来传递信息，并通过他人的反应来建构自我概念；②工具性作用。语言发展与认知发展息息相关，是婴幼儿用来探索世界的重要工具；③人际交往作用。幼儿可以通过语言表达自己的情绪和情感需求，协助情绪发展，通过语言进行沟通交流、陈述观念，促进社会性发展。不同月龄婴幼儿语言能力发展要点如表5-8所示。

表5-8　不同月龄婴幼儿语言能力发展要点

月龄	语言能力发展要点
0～12	婴儿语言学习的"前言语阶段"。在此期间，婴儿的言语知觉能力、发音能力和对语言的理解能力逐渐发展，能够使用一些特定的声音和肢体语言进行交流。在"前言语阶段"，照护者可以面对婴儿进行语言交流。
13～24	幼儿语言学习的"言语发生阶段"。通常我们都是以是否会说"妈妈、爸爸"区别"前语言阶段"和"语言发生阶段"。这个阶段的幼儿喜欢开口说话，喜欢提问，能说3～5个字的简单句，开始使用疑问句和否定句。
25～36	幼儿语言学习的"基本掌握口语阶段"。此阶段的幼儿基本上能理解成人的语言，口语表达可以是一个完整的短句，出现三四个词的句子，并开始使用"我"这样的人称代词，自我意识也逐渐发展。

注：参照《浙江省家庭与社区3岁以下婴幼儿照护指南（试行）》。

婴幼儿语言类游戏可以促进婴幼儿语言能力发展。除了日常照护中的语言回应外，照护者应针对不同月龄婴幼儿语言能力发展要点设计一些语言类游戏。

1. 命名和认识物品　在婴幼儿周围放置一些常见的物品，例如水果、玩具、家具等，然后指着物品并说出它们的名称，引导婴幼儿开口发音，帮助婴幼儿学习和记忆物品的名称。

2. 唱儿歌　唱一些简单的儿歌，如《小星星》《两只老虎》等，引导婴幼儿模仿歌词和节奏，培养语音、语调和节奏感。

3. 猜声音　播放一些常见的动物声音、交通工具声音、乐器声音等，并让婴幼儿猜测是什么声音，并说出它们的名称。帮助婴幼儿认识不同的声音并将声音与物体或动作关联起来。

4. 配对游戏　准备一些图片或卡片，每张上面有不同的物品或动物，让婴幼儿将相匹配的图片或卡片放在一起，说出它们的名称。这可以帮助婴幼儿认识和记忆不同的物品或动物，并练习用语言进行配对和命名。

5. 找不同 准备一些图片或物品,其中有几个是不同的,让婴幼儿通过观察和比较,找出不同的物品,并用语言描述它们的差异。

6. 填空游戏 使用简单的缺损图片或卡片,如有一只猫没有尾巴,让婴幼儿通过观察和推理,说出缺少的部分是什么,并补全名称。

7. 角色扮演类游戏 通过角色扮演,引导婴幼儿用简单的语言来描述故事情节、角色特征和情感。例如,用玩具或布偶进行角色扮演,让婴幼儿模仿不同角色的语言和行为。

(三)婴幼儿情感及社会性发展与游戏

情感是人类情绪和情感体验的表现,情感对思维和决策过程具有重要影响,可以调节人类对信息的关注、记忆和评估,影响人类的决策和行为。情感也是社会交往和人际关系的重要组成部分,可以影响人与他人的互动、情感支持和社会行为。社会性是指人类在社会群体中的行为和互动。社会性涉及人际关系、社会认知、社会行为、情感表达、合作与竞争等方面。社会性的培养需要通过与他人交往,接触社会,接受来自社会各方面的影响,并学习社会行为规范。不同月龄婴幼儿情感及社会性发展如表5-9所示。

表 5-9 不同月龄婴幼儿情感及社会性发展

月龄	情感及社会性发展要点
0～12	喜欢熟悉的人,会伸开手臂要求抱,见到陌生人会表现出害羞、恐惧、躲避等;喜欢模仿大人的表情。
13～18	能在镜中辨认出自己;能在照片中辨认出家庭主要成员;情绪不稳定,要求得不到满足、受挫折时常常发脾气;情绪变化丰富,可表现出高兴、生气和难过等多种情感;喜欢独自玩耍、游戏或看着别人游戏;能与同龄小伙伴共同玩一会儿;会用他人称呼自己的方式来称呼自己,比如叫自己"宝宝";开始理解并遵从成人简单的行为准则和规范。
19～24	能识别主要照护者的情绪;与父母分离时会焦虑;情绪变化趋于稳定,能初步调节自己的情绪;开始知道自己的姓名和性别,表达自己的需要;在有提示的情况下,会说"请"和"谢谢"等礼貌用语;开始和其他同伴一起游戏,并表示友好,出现自发地亲近他人等社会行为(如助人、安慰等);会通过想象或角色模仿,在游戏中表现成人的社会生活,如模仿医生给娃娃看病或做开车的动作等;自我意识逐步增强,会保护属于自己的东西,不愿把东西给别人,喜欢说"这是我的""不给"等。
25～36	能较好地调节自己的情绪,发脾气的时间减少,会用"快乐""生气"等词来谈论自己和他人情感;会对成功表现出高兴,对失败表现出沮丧;能准确说出自己的性别,也能区分图片中人物的性别;开始玩属于自己性别的玩具或参与属于自己性别的群体活动;能区分自己和他人的物品,知道未经允许不能动别人的东西;开始用他人的评价来评价自己;能和同龄小伙伴分享玩具,能和成人或同龄小伙伴友好地游戏,可以遵守游戏规则,知道等待、轮流,但缺乏耐心。

注:参照《浙江省家庭与社区3岁以下婴幼儿照护指南(试行)》。

可以针对以上不同月龄婴幼儿情感及社会性发展要点来设计游戏,通过游戏帮助婴幼儿达到以下发展:①表达情感,培养同理心。例如,婴幼儿可以通过模仿和角色扮演来理解不同的情感,并在游戏中体验和表达自己的情感,提高对他人情感、需要的理解和关注;②形成对社会角色的认知,提高对社会结构和角色分工的理解。比如,婴幼儿可以通过扮演家庭成员、不同职业角色等游戏,体验和理解不同社会角色的特征、职责和互动方式等;③树立规则意识。婴幼儿通过学习和理解游戏规则,潜移默化中树立规则意识,理解社会生活中的规则和限制,遵守社会规范;④培养社交技能。同伴游戏、亲子游戏是促进婴幼儿社会性发展的主要形式。在游戏过程中,通过与同伴或照护者进行沟通、分享、合作,学会如何与他人建立良好人际关系,同时学习化解矛盾和冲突的方法和技巧等。

(四)婴幼儿身心发展评估

国家卫生健康委员会于 2018 年颁布了《0 岁～6 岁儿童发育行为评估量表》,规定了 0～6 岁(未满 7 周岁)儿童发育行为评估的内容及测查方法等。评估内容以大运动、精细动作、语言、适应能力和社会行为五个方面为主。其中大运动关注粗大动作的发展情况,包括身体的姿势,头的平衡,坐、爬、立、走、跑、跳的能力;精细动作主要关注使用手指的情况;语言主要在于对理解语言和语言表达能力的评估;适应能力包括儿童对其周围自然环境和社会需要作出反应和适应的能力;社会行为包括与周围人的交往能力和生活自理能力。

国际上常用的婴幼儿发展评估量表主要有贝利婴幼儿发展量表(bayley scales of infant and development,BSID),2006 年发表了第三版,适用于评估 1～42 个月的婴幼儿。评估采用了观察法、记录和标准化测试,以评估婴幼儿在运动、认知、语言、情感及社会性方面的发展水平,是一种广泛应用于临床和研究领域的标准化评估工具。贝利婴幼儿发展量表如表 5-10 所示。

表 5-10　贝利婴幼儿发展量表

评估领域	内容
运动量表	评估婴幼儿运动能力。包括头部控制、坐立、爬行、走路、手眼协调等。
认知量表	评估婴幼儿认知能力。包括对物体、图案和事件的观察,选择性注意,问题解决等。
语言量表	评估婴幼儿的语言能力。包括听声音、语音理解、语言表达和词汇使用等。
情感及社会性量表	评估婴幼儿的情感及社会性发展。包括情绪反应、社交互动、自我调节和情感表达等。

五、婴幼儿运动与游戏的回应性照护

(一)回应性照护基本要求

回应性照护是指照护者密切观察婴幼儿的动作、声音等,理解婴幼儿情感及需求,通过身体接触、眼神、表情、言语等形式对婴幼儿做出及时且恰当的回应。婴幼儿的回应性照护涵盖了养育和教育两个过程,互动和亲子关系则是养育和教育过程中的关键。因此,回应性照护并不是一味、单纯地满足婴幼儿的需求,更不是消极地、被动地对婴幼儿的各种行为做出反应。

在婴幼儿运动与游戏过程中,照护者需结合不同月龄婴幼儿身心发展的基本规律及特点,建构安全、温馨、和谐的环境,提供丰富的形式和内容,积极引导婴幼儿主动地、自发地参与和开展运动与游戏,并在照护过程中对婴幼儿的表情、声音、动作和情绪等给予及时性、教育性、鼓励性的回应。可以在理解婴幼儿的行为表现及各种需求的前提下,通过身体接触(抚摸、拥抱等)、肢体语言(眼神、表情、肢体动作等)、语言交流(语音、单词、短语、完整的语句等)的方式与婴幼儿进行积极的交流和互动。

(二)回应性照护的主要类型

日本的婴幼儿回应性照护研究者宫原和子与宫原英種将婴幼儿回应性照护分为实物回应、语言回应、心的回应三种类型,并强调回应性照护应尊重婴幼儿的自主性,满足婴幼儿的好奇心,激发他们的求知欲和探索欲。

1. 实物回应 实物包括玩具、图书、日常生活用品、户外游乐设施、自然环境等客观存在的物体。在婴幼儿运动与游戏中,照护者应根据婴幼儿的能力与身心发展水平准备符合其年龄特点的实物。可以利用日常生活用品进行游戏,比如用空盒子玩垒高游戏等;可以用游戏的方式,让婴幼儿尝试力所能及的家务,比如引导婴幼儿模仿照护者整理玩具等,提升他们的生活技能和自理能力;还有充分利用社区资源(公园、儿童活动中心、儿童游乐园、文体场所等),带婴幼儿散步、参观、游览、玩耍,接触大自然,获得丰富体验。在回应性照护中,照护者要重视婴幼儿与实物间的相互作用。这里的相互作用就好像是投球游戏,照护者可以先做投球者,让婴幼儿接球,之后引导婴幼儿把球抛回来。在照护过程中双方会观察对方的反应和动作,有来有往。

2. 语言回应 照护者可以通过"提问""过程""接受"三个环节(图 5-11),构思对婴幼儿的语言回应的方式及内容。理想的语言回应过程应包含这三个环节,并且这三个环节不是割裂的,顺序也不是固定不变的,可以穿插交互进行。

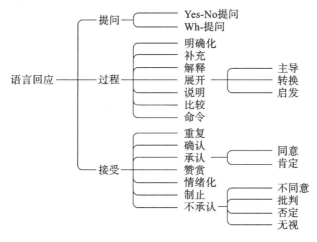

图 5-11 语言回应的三个环节

(1)提问。在"提问"环节中,照护者可以主动对婴幼儿发出"Yes-No 提问"或"Wh-提问"。"Yes-No 提问"所期待的回答就是"是"与"否"。"Wh-提问"中,照护者可以用"what(什么)""where(在哪里)""when(什么时候)""who(谁)""why(为什么)"这样的方式进行提问。顺利展开对话后,可以参考"过程"环节的几个要点,对婴幼儿进行语言回应。

(2)过程。"过程"环节需要照护者对婴幼儿的语言进行明确化,再通过补充、解释、说明、比较(对比)等方式,帮助婴幼儿理解自己所表达的语意,拓展对话内容。比如,当幼儿在户外运动与游戏时看到正在飘落的树叶,幼儿指着树叶说:"叶子……",照护者可以先重复和确定孩子想表达的意思:"叶子是不是从树上落下来了?"之后进行补充:"叶子从绿色变成黄色了,秋天快到了对不对?"以及引导接下来的活动内容:"我们一起收集这些飘落的叶子,看看谁收集得多,好不好?"也可以通过比较的方式进一步拓展和幼儿之间的对话,例如,"这是一片黄色的叶子,你看旁边那片叶子是什么颜色的?""是绿色的,为什么颜色不一样呢?"类似这样,在"过程"环节中,以幼儿兴趣为主,引发话题,且需要照护者逐步引导和深入对话内容,丰富或转换主题,启发幼儿思维,从而达到照护目的。

(3)接受。照护者应在"接受"婴幼儿所表达的情感与需求的基础上,做出及时且适当的回应。比如,当婴幼儿发出种种"信号"后,照护者可以通过重复婴幼儿的话语确认婴幼儿想表达的意思,在照护者真正"接受"婴幼儿想表达的意思后对婴幼儿进行"承认""赞赏"等回应。必要时也可以将回应的语言"情绪化",比如,想表扬婴幼儿时,可以配合夸张的动作和激动的语气说:"你做得非常棒!我为你感到骄傲!"

3.心的回应　心的回应关键在于照护者对婴幼儿理解、包容和接纳的态度,以及发自内心对婴幼儿的爱护与关怀。照护者首先从自身内心深处与婴幼儿共感、共情,感受和体会婴幼儿的喜怒哀乐,由"心"构建起信赖关系,给予婴幼儿安全感。因此,在对婴幼儿进行心的回应时,照护者不仅需要掌握婴幼儿发展的相关理论知识,还要科学理解婴幼儿发展过程及规律,且照护者自身要保持身心健康,有安定、积极、正面的情绪。

(三)婴幼儿运动与游戏中的回应性照护要点

在运动与游戏过程中,照护者应在保证安全的前提下,作为活动的引导者和环境的构建者,丰富婴幼儿运动与游戏的内容与形式,为婴幼儿的运动与游戏创造有利的条件和适宜的环境。婴幼儿运动与游戏过程中应注意的几个方面:①照护者可以通过参与婴幼儿的运动与游戏,与婴幼儿建立信任、安全、良好的依恋关系;②通过敏锐观察、了解婴幼儿生理和心理需求,针对不同时期婴幼儿身心发展特点提供不同内容和形式的运动与游戏;③从婴幼儿的角度出发,理解其语言及行为,在运动与游戏过程中对婴幼儿的反应和需求做出及时、恰当的回应;④照护者应提供优质的互动关系,让婴幼儿的运动与游戏具有互动性,保证婴幼儿在安心、安全的环境中健康快乐地成长。

第二节　托育机构中运动与游戏的回应性照护

一、托育机构中婴幼儿运动与游戏的教育意义

(一)通过运动与游戏促进婴幼儿动作发展

1.托育机构中对婴幼儿动作发展的照护目标　通过运动与游戏促进婴幼儿动作发

展,主要包括两个方面:①掌握基本的大运动(粗大动作)技能;②达到良好的精细动作发展水平。托育机构中对不同月龄婴幼儿动作发展要求如表5-11所示。

表5-11 托育机构中对不同月龄婴幼儿动作发展要求

月龄	动作发展要求
7～12	(1)鼓励婴儿进行身体活动,尤其是地板上的游戏活动。 (2)鼓励婴儿自主探索从躺位变成坐位,从坐位转为爬行,逐渐到站立、扶站、扶走。 (3)提供适宜的玩具,促进抓、捏、握等精细动作发育。
13～24	(1)鼓励幼儿进行形式多样的身体活动,为幼儿提供参加爬、走、跑、钻、踢、跳等活动的机会。 (2)提供多种类活动材料,促进涂画、拼搭、叠套等精细动作发育。 (3)鼓励幼儿自己喝水、用小勺吃饭、自己翻书等。
25～36	(1)为幼儿提供参加走直线、跑、跨越低矮障碍物、双脚跳、单脚站立、原地单脚跳、上下楼梯等活动的机会。 (2)提供多种类活动材料,促进幼儿搭建、绘画、简单手工制作等精细动作发育。 (3)鼓励幼儿自己用水杯喝水、用勺吃饭、协助收纳等。

注:参照《托育机构保育指导大纲(试行)》。

2. 回应性照护要点 托育机构的照护者应在婴幼儿各个生活环节中建构适合婴幼儿身体活动的环境,确保活动环境和游戏材料的安全与卫生。充分利用日光、空气和水等自然条件,让婴幼儿进行身体锻炼,保证充足的户外活动时间。组织类型丰富的活动和游戏,并保证每日有强度、频次适宜的大运动活动。做好运动中的观察及照护,避免发生伤害。关注患病婴幼儿的生理和心理需求,及时调整活动强度和时间,发现运动发育迟缓的婴幼儿,要给予针对性指导,及时转介。

(二)通过运动与游戏促进婴幼儿认知发展

1. 托育机构中对婴幼儿认知发展的照护目标 通过运动与游戏促进婴幼儿认知发展,主要包括以下三个方面:①让婴幼儿充分运用各种感官探索周围环境,有好奇心和探索欲;②逐步发展婴幼儿注意、观察、记忆、思维等认知能力;③培养婴幼儿自己解决问题的能力,培育婴幼儿初步的想象力和创造力。托育机构中对不同月龄婴幼儿认知发展要求如表5-12所示。

表5-12 托育机构中对不同月龄婴幼儿认知发展要求

月龄	认知发展要求
7～12	(1)提供有利于婴儿视、听、触摸等感知材料,激发婴儿的观察兴趣。 (2)鼓励婴儿调动各种感官,感知物体的大小、形状、颜色、材质等。 (3)引导婴儿观察周围的事物,模仿所看到的某些事物的声音和动作。
13～24	(1)引导幼儿运用各种感官探索周围环境,逐步发展注意、记忆、思维等认知能力。 (2)鼓励幼儿辨别生活中常见物体的大小、形状、颜色、软硬、冷热等明显特征。 (3)鼓励幼儿在操作、摆弄、模仿等活动中想办法解决问题。

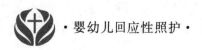

续表

月龄	认知发展要求
25～36	（1）引导幼儿运用各种感官反复持续探索周围环境,逐步巩固和加深对周围事物的认识。 （2）启发幼儿观察辨别生活中常见物体的特征和用途,进行简单的分类,并感受生活中的数学。 （3）培养幼儿在感兴趣的事情上能够保持一定的专注力。 （4）通过各种游戏和活动,鼓励幼儿主动思考、积极提问并大胆猜想,激发幼儿的想象力和创造力。

注:参照《托育机构保育指导大纲(试行)》。

2. 回应性照护要点　托育机构中的照护者应积极创设丰富多彩的运动与游戏环境,促进婴幼儿通过视、听、触摸等多种感觉活动与环境充分互动,丰富认识和记忆经验。保护婴幼儿对周围事物的好奇心和求知欲,耐心回应婴幼儿的问题,鼓励他们自己寻找问题答案,在确保安全健康的前提下,支持和鼓励婴幼儿的主动探索。

（三）通过运动与游戏促进婴幼儿语言能力发展

1. 托育机构中对婴幼儿语言能力发展的照护目标　通过运动与游戏促进婴幼儿语言能力发展,主要包括以下几个方面:①让婴幼儿对声音和语言感兴趣,学会正确发音;②学会倾听和理解语言,逐步掌握词汇和简单的句子;③学会运用语言进行交流,表达自己的需求;④愿意听故事、看图书,初步发展早期阅读的兴趣和习惯。托育机构中对不同月龄婴幼儿语言能力发展要求如表 5-13 所示。

表 5-13　托育机构中对不同月龄婴幼儿语言能力发展要求

月龄	语言能力发展要求
7～12	（1）经常和婴儿说话,引导其对发音产生兴趣,模仿和学习简单的发音。 （2）向婴儿复述生活中常见物品和动作,帮助其逐渐理解简单的词汇。 （3）引导婴儿使用简单的声音、表情、动作、语言表达自己的需求。 （4）为婴儿选择合适的图画书,朗读简单的故事或儿歌。
13～24	（1）培养幼儿正确发音,逐步将语言与实物或动作建立联系。 （2）鼓励幼儿模仿和学习使用词语或短句表达自己的需求。 （3）引导幼儿学会倾听并乐意执行简单的语言指令,积极使用语言进行交流。 （4）提供机会让幼儿多读绘本、多听故事、学念儿歌。
25～36	（1）指导幼儿正确地运用词语说出简单的句子。 （2）鼓励幼儿用语言表达自己的需求和感受。 （3）创造条件和机会,使幼儿多听、多看、多说、多问、多想,谈论生活中的所见所闻。 （4）培养幼儿阅读的兴趣和能力,学讲故事、念儿歌。

注:参照《托育机构保育指导大纲(试行)》。

90

2. 回应性照护要点 托育机构中的照护者应为婴幼儿构建丰富的语言表达环境,提供正确的语言示范,保持与婴幼儿的交流与沟通,引导其倾听、理解和模仿语言。为不同月龄婴幼儿提供和阅读适合的儿歌、故事和图画书,培养早期阅读兴趣和习惯。关注语言发展迟缓的婴幼儿,语言表达能力不佳或口吃的婴幼儿,容易形成内向、沉默的个性,照护者应及时发现并给予关怀,进行个别指导。托育机构中婴幼儿语言教育活动包含听话活动、说话活动、早期阅读活动等。因此可以通过开展各类语言游戏活动进行语言教育,并进行回应性引导。

(四)通过运动与游戏促进婴幼儿情感及社会性发展

1. 托育机构中对婴幼儿情感及社会性发展的照护目标 通过运动与游戏促进婴幼儿情感及社会性发展,主要包括以下几个方面:①让婴幼儿有安全感,能够理解和表达情绪;②有初步的自我意识,逐步发展情绪和行为的自我控制;③与成人和同伴积极互动,发展初步的社会交往能力。托育机构中对不同月龄婴幼儿情感及社会性发展要求如表 5-14 所示。

表 5-14 托育机构中对不同月龄婴幼儿情感及社会性发展要求

月龄	情感及社会性发展要求
7～12	(1)观察了解不同月龄婴儿的需要,把握其情绪变化,尊重和满足其爱抚、亲近、搂抱等情感需求。 (2)引导婴儿理解和辨别高兴、喜欢、生气等不同情绪。 (3)敏感察觉婴儿情绪变化,理解其情感需求并及时回应。 (4)创设温暖、愉快的情绪氛围,促进婴儿交往的积极性。
13～24	(1)引导幼儿用表情、动作、语言等方式表达自己的情绪。 (2)培养幼儿愉快的情绪,及时肯定和鼓励幼儿适宜的态度和行为。 (3)拓展交往范围,引导幼儿认同他人不同的想法和情绪。 (4)引导幼儿理解并遵守简单的规则。
25～36	(1)谈论日常生活中幼儿感兴趣的人和事,引导其通过语言和行为等方式表达情绪情感。 (2)鼓励幼儿进行情绪控制的尝试,指导其学会简单的情绪调节策略。 (3)创设人际交往的机会和条件,使幼儿感受与人交往的愉悦。 (4)帮助幼儿理解和遵守简单的规则,初步学习分享、轮流、等待、协商,尝试解决同伴冲突。

注:参照《托育机构保育指导大纲(试行)》。

2. 回应性照护要点 托育机构中的照护者应观察了解每个婴幼儿独特的沟通方式和情绪表达特点,正确判断其需求,并给予及时、恰当的回应。与婴幼儿建立信任和稳定的情感连接,使其有安全感。建立一日生活和活动常规,开展规则游戏,帮助婴幼儿理解和遵守规则,逐步发展规则意识,适应集体生活。创造机会,支持婴幼儿与同伴和成人的交流互动,体验交往的乐趣。提供婴幼儿同伴游戏与集体游戏机会,指导家长开展家庭亲子游戏。

二、托育机构的游戏活动

(一)托育机构的游戏活动类型

托育机构中婴幼儿的游戏通常有自主游戏、主题活动与区域活动、半结构化游戏、集体游戏与同伴游戏等类型。托育机构的运动与游戏活动中,照护者应考虑到不同月龄婴幼儿身心发展特点,结合上述教育性的发展目标,选择合适的游戏类型,有计划、有目的地设计和组织婴幼儿的运动与游戏。

1.自主游戏 自主游戏涵盖所有的游戏类型,强调婴幼儿的自发性和自主性。照护者在了解婴幼儿已有经验的基础上,让婴幼儿按自己的意愿自由选择游戏内容。另外,照护者还要为婴幼儿提供丰富的游戏环境及均等的游戏机会,促进婴幼儿主动性、独立性、创造性的发展。

2.主题活动与区域活动 主题活动是指围绕某一中心主题作为课程内容而组织的教育性活动,活动的主题应贴近生活。区域活动是指教师以教育目标、婴幼儿感兴趣的活动材料和活动内容为依据,将活动空间划分为不同区域来组织的活动。婴幼儿自主选择活动区域,并通过与玩具、环境、同伴间的充分互动获得学习与发展。

3.半结构化游戏 半结构化游戏是一种介于自主游戏和结构化游戏之间的游戏形式。在半结构化游戏中,照护者可以提供一些游戏的框架和指导,允许婴幼儿在这个框架内自由进行游戏。

4.集体游戏与同伴游戏 集体游戏与同伴游戏都是能促进婴幼儿社会性发展的游戏形式,但在具体的实施和特点上有所不同,两者容易混淆。集体游戏是指幼儿在大团体或群体中进行的游戏,通常需要由照护者来组织和引导游戏。在集体游戏中,照护者通常会提供游戏的规则和目标,并且在游戏过程中对幼儿进行指导和管理。集体游戏通常有明确的组织结构和角色分配,强调合作、团队精神和遵守游戏规则。同伴游戏通常是由同龄伙伴之间自发地组织并参与游戏,可以凭自己的兴趣和意愿选择游戏内容,强调伙伴间的平等关系(图 5-12)。

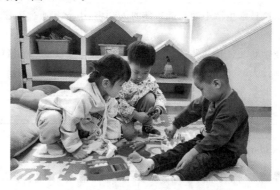

图 5-12 同伴间共同交流游戏

(二)托育机构运动与游戏中的回应性照护要点

1.创设安全适宜的环境 环境创设包括物质环境创设、心理(或人文)环境创设,需遵循环境与教育目标一致性原则、适宜性原则、参与原则、开放性原则和经济性原则。

要确保婴幼儿在进行运动和游戏活动时的环境安全,包括场地、设备和材料等(图5-13)。照护者应定期检查和维护运动和游戏设施,确保婴幼儿在游戏中不会受到意外伤害。创设良好的物质环境的同时要建构宽容理解的心理环境,建立良好婴幼儿群体氛围,帮助婴幼儿建立良好的人际关系,形成良好的风气,适当开展户外活动(图5-14)。

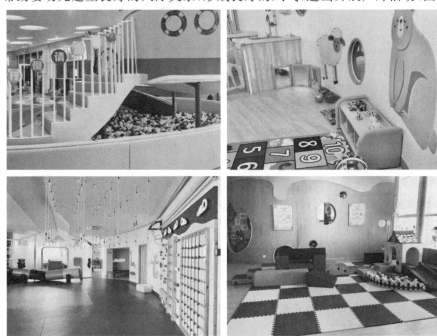

图 5-13 托育机构中的游戏区域

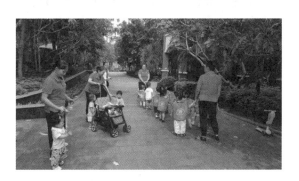

图 5-14 户外活动

2.介入与参与 照护者介入与参与婴幼儿运动与游戏的方式通常有两种:①外部干预。指照护者不直接参与到运动与游戏活动中,而是以一个外在的角色,引导、说明、建议、鼓励婴幼儿活动。②内部干预。指照护者作为游戏成员或以角色身份参与到婴幼儿运动与游戏中,并根据游戏活动需要的分工、动作、语言引导婴幼儿游戏。照护者通过介入婴幼儿的运动与游戏给予婴幼儿示范,帮助婴幼儿间相互启发,相互影响,解决困难,扩展游戏等(图5-15)。

3.关注个体差异与需求 托育机构中的运动与游戏通常是根据婴幼儿年龄、兴趣和发展水平来进行设计和开展的。游戏活动通常涵盖语言、认知、社交、情绪、艺术、科

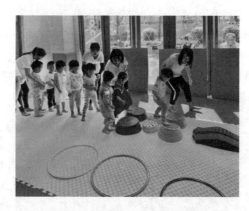

图 5-15　指导幼儿运动与游戏

学、运动等多个领域。婴幼儿在运动和游戏中会呈现出不同的兴趣和能力。照护者应关注婴幼儿的个体差异与需求,提供个性化指导,进行回应性照护。例如,对某种运动或游戏不感兴趣或难以参与的婴幼儿,可以提供额外的鼓励和支持,帮助他们建立自信和兴趣,使婴幼儿在轻松、愉快的氛围中成长。

4.关注运动与游戏的教育意义　运动与游戏有利于促进婴幼儿动作发展、认知发展、语言发展、情感和社会性发展等。婴幼儿在托育机构进行的运动与游戏应具有教育性。托育机构的照护者结合教育目标,设计和组织运动与游戏,及时记录与反馈,与婴幼儿家长进行沟通,组织家园共育,共同促进婴幼儿身心健康发展。

第三节　家庭环境中运动与游戏的回应性照护

一、家庭中的婴幼儿照护相关理论

(一)构建"安全依恋型"亲密关系

亲子关系是婴幼儿社会性发展的基础,影响着婴幼儿的同伴关系以及之后的社会性发展。根据英国心理学家鲍尔比(Bowlby)的"依恋理论",婴幼儿在与主要照护者(通常为母亲)的互动中会形成情感上的依恋关系。依恋关系通常是指婴幼儿与其主要照护者之间的最初的社会实践联结。比如,婴儿的多种行为,如微笑、咿呀学语、哭叫、注视、依偎、追踪、拥抱等都指向母亲,与母亲的接近会使他们感到极大的舒适,同母亲的分离会感到极大的痛苦。在遇到陌生人和在陌生环境中产生恐惧、焦虑时,母亲的出现最能使他们获得安全感;饥饿、寒冷、疲倦、厌烦或疼痛时首先寻找母亲。婴幼儿是否同主要照护者形成依恋,以及其依恋的类型直接影响着婴幼儿将来的情感、社会性发展。研究表明,建立了"安全依恋型"亲密关系的婴幼儿会有更好的问题解决能力,好奇心强,喜欢学习,自主性较高,能进行更复杂、更有创新性的象征性游戏;有更多的积极情感,在同龄人中更具有吸引力,受到同伴的欢迎,有更好的同伴关系,更易结交到亲密的朋友,常常能主动发起与同伴间的游戏。在家庭的婴幼儿照护中,照护者的信任和回应是让婴幼儿对照护者产生依恋的基础,因此,照护者应在满足婴幼儿生理需要的同时,积极主动地与婴幼儿之间构建"安全依恋型"的亲密关系。

(二)亲子关系的构建与权威型教养方式

家庭照护中亲子关系的构建与父母教养方式密不可分。教养方式可以理解为照护者在养育和照护婴幼儿过程中表现出来的固定行为模式和行为倾向。鲍姆林德(Baumrind)将家庭教养方式分为专制型、权威型和放任型,如表 5-15 所示。

表 5-15　以鲍姆林德理论为基础的家庭教养方式分类及特征

分类	特征
专制型	高控制型的教养方式,具有高要求与低回应的特征
权威型	权威且民主的教养方式,具有高要求与极高回应的特征
放任型	放纵型或忽视型的教养方式,具有低要求与高回应/低回应的特征

1. 专制型　家长对婴幼儿行为过分干预。要求婴幼儿绝对遵循家长所制定的规则,但缺少解释说明,忽视婴幼儿理解和需求。常用约束、惩罚等强制性手段促使婴幼儿遵守规则。不鼓励婴幼儿主动提问、探索、做事,较少对婴幼儿表现关爱、理解。

2. 权威型　家长允许婴幼儿有充分的自由,也会进行一定的限制。为让婴幼儿达成家长期待的某种目标也会提出一定要求,做出一些限制,但会说明要求和限制的理由。家长能够理解婴幼儿的需求和观点,也常让婴幼儿参与家庭决策。家长这种限制性、引导性、鼓励性的教育方式能促进婴幼儿独立自主地解决问题,自发地探索世界。

3. 放任型　家长极少对婴幼儿进行管教、限制和约束。麦科比(Maccoby)和马丁(Martin)扩展了鲍姆林德的教养方式,以"放纵型"取代"放任型",并增加了"忽视型"。放纵型的父母给予婴幼儿过多的回应,但几乎没有要求和限制,溺爱婴幼儿的家长往往属于这一类型;忽视型的父母对婴幼儿缺乏基本的要求和回应,由于工作等原因疏忽婴幼儿养育的家长往往属于这一类型。

不同类型的教养方式一方面反映了父母对婴幼儿的要求程度,另一方面也体现了父母在教养过程中对婴幼儿的回应程度。家庭中的照护者应参照权威型教养方式,对婴幼儿进行照护。应考虑到婴幼儿的需求、理解,尊重婴幼儿自身的想法和意愿,鼓励他们的自主性,并结合一定的规则、适当的限制进行积极地引导与回应,促使婴幼儿达成照护者所期待的某种教育目的。

(三)家庭生活中使用精密型符码的语言表达

家庭是婴幼儿早期成长和发展的重要环境。巴兹尔·伯恩斯坦(Basil Bernstein)提出了符码理论(code theory),将语言的使用类型分为精密型符码(elaborated codes)和限制型符码(restricted codes)。精密型符码的语言表达通常是阐释性的,表达清晰、语法准确、语意通畅、富有逻辑、表述完整。限制型符码的语言表达通常是命令性的,表达简单、粗略、不符合逻辑,表述通常不完整或不连贯。伯恩斯坦的研究表明,语言符码的使用类型与家庭背景和文化资本有关。使用精密型符码的语言表达的家庭,其儿童往往能获得更高的学业成就。在婴幼儿的回应性照护中,语言的使用方式极为关键。因此,在家庭的日常生活中应有意识地使用阐释性的精密型符码的语言表达。

二、家庭中婴幼儿运动与游戏的回应性照护

(一)家庭中的回应性照护与不同月龄婴幼儿的运动与游戏

对婴幼儿来说,"游戏即生活"。照护者也应在各个照护环节中"寓教于乐",将婴幼儿的运动与游戏融入婴幼儿日常照护的方方面面,如表5-16所示。

表5-16　家庭中的回应性照护与不同月龄婴幼儿的运动与游戏

月龄	内容
0~2	(1)家庭成员应跟婴儿多说话,同时有眼神的交流。通过话语和微笑向他们传递开心愉悦的心情。 (2)在30 cm距离内,向婴儿挥动有明亮色彩的物体以刺激他们视觉发育。 (3)让孩子面朝下趴着,通过对他们视觉或听觉的刺激吸引他们的注意力,从而锻炼他们颈部力量。
3~4	(1)跟婴儿说话时看着他们的眼睛,微笑着模仿婴儿发出的声音,鼓励婴儿更频繁地使用自己的声音。 (2)帮助婴儿坐起来,锻炼其控制头部的能力。 (3)用小物体触碰婴儿的手,鼓励他们抓住。
5~6	(1)把玩具放在离婴儿较近的地方,鼓励他们伸手够玩具。 (2)把物体放在婴儿手里,并鼓励他们放到嘴里。 (3)在孩子视线外用声音刺激他们,鼓励他们寻找声源。 (4)教婴儿辨识日常家庭生活中听到的声音。比如,当有人敲门或电话铃响时,跟他们说"是谁呢?"即使开始时婴儿没有注意到这些声音也可以主动引导他们。 (5)通过手势,将物体从婴儿的一侧移动到另一侧,鼓励他们翻身。 (6)这个月龄段的婴儿喜欢被摇晃,可以抱着他们跟随喜爱的音乐舞动。
7~9	(1)用一块布或其他物体遮住家庭成员的脸,与婴儿玩"猜猜我在哪里"的游戏。 (2)给婴儿玩容易抓握的玩具,让他们将玩具从一只手递到另一只手。鼓励婴儿吃饭时自己抓餐具。 (3)经常与婴儿交流对话,教给他们容易发声的词语或音节。 (4)和婴儿玩照镜子游戏。婴儿会对着镜子微笑或做鬼脸或其他动作。当婴儿在照镜子时,说:"宝宝在哪呢? 在这里呀! 妈妈在哪呢? 哦,妈妈在这里!" (5)和婴儿玩鼻子在哪里的游戏。说:"妈妈的鼻子呢? 这是妈妈的鼻子! 宝宝的鼻子在哪里? 在这里!"同样可以换作眼睛、嘴巴、头发等部位进行练习。 (6)让婴儿趴着,或在地板、垫子上玩,鼓励他们摆动(扭动)身体,引导他们学会爬行。

续表

月龄	内容
10～12	(1)用音乐逗婴儿,或用姿势(如拍手、挥手等)鼓励他们做出反应。 (2)让婴儿触摸、玩耍豆子、珠子这样的小物体,让他们学习抓住并捡起这些小物体,但一定要小心不要让孩子将小物体放进嘴里。 (3)跟婴儿说话,并鼓励他们记住周围人的名字或物体的名称。 (4)让婴儿借助某些物体(如沙发、床或椅子)尝试站起来,并扶着走。 (5)自然地跟婴儿说一些简短的句子,如"宝宝的杯子""饼干好不好吃?" (6)婴儿喜欢将东西扔到地上,可以让他们在之后帮忙捡起来收拾好。如"把球捡给妈妈,我们放在这里来,我来帮你。"
13～18	(1)鼓励幼儿挥手并说"再见"、拍手和假装听电话等。 (2)把不同大小的容器和物品给幼儿玩,让他们学会怎么将一个物体放到另一个物体里。 (3)通过简单的儿歌、歌曲和日常用语教会幼儿一些简单的词汇。听歌曲时全家人可以一起拍手、打鼓、跳舞或唱歌。 (4)这个时期是教幼儿看书的最佳时机。可以将他们喜爱的食物、玩具或家具的图片剪下来做成一本剪贴簿,并让他们学会如何翻页。一开始时他们可能会一次翻好几页或将书倒过来拿,慢慢引导他们学会一页一页地翻开。 (5)幼儿喜欢从一个人这里晃到另一个人那里。可以和他们玩找人游戏,问"爸爸在哪儿? 去找爸爸!""奶奶在哪? 去找奶奶!""过来妈妈这里!""我们一起去找她吧!"幼儿找到正确的人后可奖励他们一个拥抱。 (6)在确保安全的前提下,创造机会让幼儿短距离走路,可以让他们倚着一些物体作支撑,为他们独立行走做准备。 (7)说不同物体的名称,让幼儿拿。提供示范,让幼儿学习拿起、给别人和放下这个过程。 (8)在幼儿睡前一起看书阅读,给他们讲书上的故事和图画。当幼儿指向书上的图片时,可能是幼儿正试图表达。即使听不懂幼儿想说什么,也要给予他们关注、耐心聆听,对他们进行回应。 (9)与幼儿一起听节奏快和节奏慢的音乐或儿歌,鼓励他们学习这些儿歌,让他们跟随节奏一起动。 (10)如果幼儿通过声音或手势索取某些东西,一定要用语言正确地重复一遍他们想要的,如"你想喝水是吗? 给你水喝。" (11)给幼儿纸、粗蜡笔或记号笔,让他们自发地涂画,表达自己。 (12)跟幼儿一起玩游戏,让他们向前走或后退走,可以在一旁协助他们。

续表

月龄	内容
19～24	（1）鼓励幼儿自己穿脱衣服，可以以游戏的形式进行引导，开始的时候可以在一旁协助他们完成。 （2）让幼儿与其他家人一起通过玩游戏学习身体部位，如"摸摸你的鼻子！你的眼睛在哪里？"一开始幼儿可能只是旁观，后来才参与进来，通过游戏形式激发孩子参与兴趣。 （3）在遇到不会的词语时，幼儿可能会用动作来表达，这时一定要注意他想表达什么，并教会他正确的词语。这个月龄的幼儿可能只会用一个词来表达一个句子的意思，如幼儿说："多！"妈妈回应："请给我多些牛奶！你想要多些牛奶吗？" （4）鼓励幼儿模仿讲电话。 （5）让幼儿玩积木等可以堆叠的东西，给孩子示范怎么堆叠起来。 （6）让幼儿认出他们学过和认识的图片、拼音和汉字等。 （7）幼儿玩球类游戏时，让他们尝试踢球、射门。
25～36	（1）在日常生活中鼓励和培养幼儿的自理、自立的能力，在家庭成员的看护下鼓励他们完成简单的自理任务。如让他们自己吃饭穿衣、自己洗澡（并学会辨认身体部位），可通过游戏形式引导他们自愿、自发地完成。 （2）鼓励幼儿与同龄伙伴一起游戏玩耍，扩展他们的社交和认知能力，建立和谐同伴关系。 （3）经常与幼儿说话，让他们讲与小伙伴一起玩的事情或说出小伙伴的名字，刺激他们语言和智力的发育。 （4）让幼儿有足够的机会阅读和绘画。可以读故事书给他们听，给他们纸和粗蜡笔或记号笔让他们进行涂鸦。 （5）给幼儿多看动物、衣物、日常生活用品的图片，鼓励幼儿说出物体的名称和用途。 （6）让幼儿进行有意向、有准备、有交流互动的游戏。比如，与幼儿一起玩球类游戏时，让他们把球朝某一对象或目标扔出去。

（二）家庭中运动与游戏的回应性照护要点

1.建立和谐的亲子关系　在照护过程中，父母的理解、爱护等情感支持有助于稳定婴幼儿情绪，增强探索欲，培养同情心、同理心等。而过分干预和过度保护，则可能使他们变得沉默内向、情绪不安定、胆小怕事。父母采用拒绝、否认、惩罚、暴力等照护方式，易使婴幼儿无法得到健康、健全的发展，将来易形成残暴、缺乏同情心、出现攻击性行为等负面性格。婴幼儿在与照护者的亲密相处中逐渐认识自我、建立自信、培养情感和拓展能力。亲子游戏是婴幼儿最常见和最重要的活动方式之一。

陪伴与交流是建立和谐的亲子关系过程中必不可少的。亲子游戏是增加亲子交流与互动、建立和谐亲密的亲子关系的重要手段，如念儿歌、模仿动物叫声、和婴幼儿一起模仿打电话、听指令拿东西、躲猫猫、拍手游戏、叫名字、照镜子、指认身体部位等。在亲子游戏中，注重婴幼儿认知、语言、情感及社会交往等能力的发展，提倡父亲积极参与。

2.充分利用家庭和社会资源　照护者要将运动与游戏融入婴幼儿照护的各个环

节,充分利用家庭和社会资源。根据婴幼儿的身心发展水平、兴趣爱好等选择合适玩具、图书、视听材料等(图 5-16)。利用公园、博物馆等社会资源拓展婴幼儿运动与游戏的范围,丰富其形式,为婴幼儿提供接触自然、人文环境的机会。

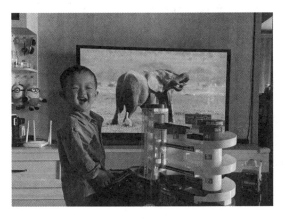

图 5-16　在家庭中的游戏

合理利用电子产品。如今,手机、电视、平板电脑等电子产品已经成为我们日常生活中必不可少的一部分,一味地限制其使用往往收效甚微,甚至可能适得其反。要注意电子产品的使用方式与频率。父母在家庭中首先要以身作则养成良好的使用习惯,可以合理利用电子产品丰富婴幼儿的运动与游戏。比如,播放适合婴幼儿观看的内容,与他们一起阅览,并交流互动。同时,要在使用过程中关注婴幼儿脊柱发育、用眼卫生等,切不可让电子产品成为父母陪伴的"替代者"。

提供社会交往的机会,促进婴幼儿社会性发展。同伴交往是婴幼儿社会交往的主要方式之一。照护者可以利用各种家庭和社会资源创造和增加婴幼儿同伴交往的机会。婴儿期的同伴交往,往往是单向、非互动的。当婴幼儿身心发展到一定程度,可以对他人的行为做出适当的反应时,就有了相对复杂的交流和互动行为。照护者需密切关注婴幼儿在同伴交往过程中的反应与需求,必要时及时介入,对他们进行回应和引导。

3.努力创建良好的居家环境　家庭是婴幼儿早期成长和发展的重要环境,居家环境要整洁、舒适。为婴幼儿提供整洁、安全、有趣的活动空间,便于婴幼儿日常生活中的运动与游戏。比如,在合适位置张贴图案简洁、色彩鲜艳、富有童趣的挂图,为婴幼儿提供尺寸适当的桌椅、橱柜等家具。有条件的情况下,在家庭中专门设置符合婴幼儿特点和发育水平的、相对固定和安全的活动区域。

温馨、和谐、愉快的家庭氛围有利于婴幼儿成长。照护者应结合回应性照护理论与原则为婴幼儿创设温馨的心理关爱环境。在构建良好亲子关系的同时,也要构建良好的夫妻关系和亲友关系,家人之间应充分沟通,保持一致的养育观念和态度。正确处理家庭矛盾,避免对婴幼儿的忽视,杜绝虐待婴幼儿和一切形式的家庭暴力。

4.提升家庭照护者素养　照护者自身的身心健康对婴幼儿发展产生重要影响。照护者应关注自身健康,保持健康的生活方式,定期体检,保持安定的情绪,摒弃不良嗜好,及时发现和缓解在照护婴幼儿过程中产生的负面情绪。照护者积极的生活态度与健康的生活方式也会潜移默化地影响婴幼儿发展,有利于婴幼儿养成积极、乐观、向上的品格。

　　家庭中的照护者要重视并掌握婴幼儿发展以及运动与游戏的知识理论与技能。无论是父母还是隔代照护者,在婴幼儿照护过程中都要学习和掌握科学的婴幼儿发展理论,学习婴幼儿照护和健康管理的各种方法和技能,不断提高自身科学育儿的能力,婴幼儿亲子交流与玩耍要点如表5-17所示。我国隔代照护婴幼儿的情况屡见不鲜,祖辈家长成为影响婴幼儿发展的重要存在。祖辈家长可能由于年事已高,生活圈子相对狭窄,教育视野受限等原因,导致他们对婴幼儿照护的方法并不科学,或与父母的婴幼儿照护行为、观念产生冲突等。此时,需要父母联合托育机构为隔代照护者提供学习科学照护的机会与途径,帮助他们转变育儿观念及意识。在家庭中可以利用信息化手段帮助祖辈家长学习和理解相关理论知识,掌握科学育儿及回应性照护的实践方法。托育机构可以为祖辈家长开展"隔代教育"家长讲座,拓宽他们的教育视野。

表 5-17　婴幼儿亲子交流与玩耍要点

月龄	0~1	2~3
交流与玩耍要点	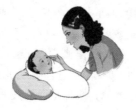 交流:注视新生儿的眼睛,温柔地与他(她)说话,尤其是哺乳、照护的时候,让新生儿看照护者的脸,听照护者的声音。 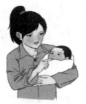 玩耍:让新生儿看、听、接触照护者,自由地活动四肢;轻轻地抚摸和怀抱他(她),与他(她)进行亲密皮肤接触会更好。	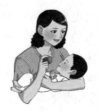 交流:在喂奶时或婴儿清醒时,对着他(她)笑,模仿他(她)的声音和他(她)说话交流。 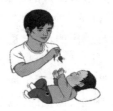 玩耍:让婴儿看、听、接触照护人,自由地活动四肢;在床上、沙发上帮助婴儿俯卧、抬头;慢慢移动彩色玩具或物品让他(她)看、触摸,可用红球、绳子串起的圆环作玩具。

月龄	4～6	7～9
交流与玩耍要点	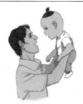交流:经常和婴儿说话、逗笑,通过模仿他(她)的声音、表情和动作与他(她)交流。 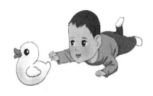玩耍:多让婴儿俯卧、抬头,帮助他(她)翻身,让婴儿伸手去够、抓握玩具,可用不同质地的布或塑料瓶制作玩具。	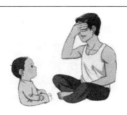交流:对婴儿的声音和兴趣给予回应,叫他(她)名字观察反应,用布遮住脸玩"躲猫猫",和他(她)说看到的人或物品。 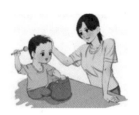玩耍:让婴儿练习坐,在床上、沙发翻滚,给他(她)提供一些干净、安全的家庭物品,让他(她)抓握、传递、敲打,可用杯子、勺子作玩具。

月龄	10～12	13～18
交流与玩耍要点	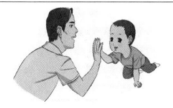交流:教婴儿认家中物品、人及身体部位,和孩子说话、唱歌,结合场景边说边做手势,如拍手"欢迎"、挥手"再见"。可用具有五官的娃娃作玩具。 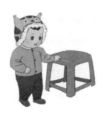玩耍:鼓励婴儿爬行、站立和扶走,让他(她)练习用拇食指捏小物品。把玩具放在布下面与孩子玩"藏猫猫"。	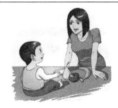交流:问幼儿简单的问题,回应他(她)说的话。用简单的指令调动他(她)的活动,如"把杯子给我";鼓励他(她)称呼周围的人,看物品和图片,说出名称。 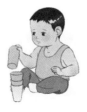玩耍:鼓励幼儿独自行走、蹲下和站起,握笔涂画,用套叠杯、碗、饮料瓶玩堆叠游戏,或把物品放进容器再拿出来。

续表

月龄	19~24	25~36
交流与玩耍要点	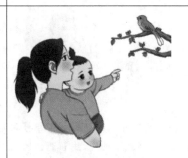 交流：与幼儿多说话,问他(她)问题并耐心等待他(她)的回答,用清晰、正确的发音回应他(她)说的话。带他(她)边看大自然、图画书和物品,边和他(她)交谈。 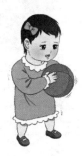 玩耍：多户外活动,鼓励幼儿扶着支撑物上下台阶,玩扔球、踢球,练习翻书、拧开瓶盖,引导他(她)玩给娃娃喂饭等模仿性游戏。	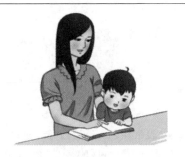 交流：与幼儿一起看图画书、讲故事、唱儿歌,尝试和他(她)讨论图画书的内容;教他(她)说出自己的姓名、性别;教他(她)认识物品的形状、颜色、用途。 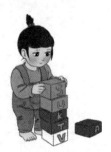 玩耍：让幼儿练习单脚站立、双脚蹦跳、踢球等,培养他(她)自己洗手、吃饭、扣扣子、穿鞋等生活自理能力;鼓励他(她)与小朋友玩"开火车""骑竹竿"等游戏。

扫码在线
答题

注:参照《3岁以下婴幼儿健康养育照护指南(试行)》。

第六章 早期学习中的回应性照护

扫码看课件

学习要点

1.早期学习与回应性照护的关系。

2.培养婴幼儿认知、语言、情绪情感和亲社会性行为的回应性照护方法。

3.早期学习的回应性照护理念。

思政园地

早期学习是婴幼儿健康发展的重要内容。早期学习中的回应性照护就是通过回应性照护过程给婴幼儿提供丰富的早期学习机会,创造适宜的早期学习环境,保护和激发婴幼儿的好奇心与求知欲,最终实现早期学习的目标,促进婴幼儿健康发展。与喂养、睡眠、排泄等回应性照护不同,早期学习中的回应性照护更关注婴幼儿的心理行为,在照护过程中促进婴幼儿认知、语言、情绪情感和社会性发展。

第一节 早期学习与回应性照护的关系

一、早期学习的定义与必备条件

0~3岁是人类生命发展的关键时期,对人的生涯发展乃至生命质量都具有重要的影响。婴幼儿早期全面发展包括身体、智力、情感和社交能力等方面的发展。促进婴幼儿全面发展的关键在于提供良好的环境和创造足够的条件。

世界卫生组织(WHO)养育照护框架中指出,婴幼儿与环境中的人、地方或物体互动的任何机会都是早期学习机会。婴幼儿可以在丰富且适宜的早期学习机会中主动吸收知识、技能和态度,顺应规律,健康成长。早期学习并不是强调照护者通过固定形式的教育活动对婴幼儿开展知识、技能和态度的指导,而是更强调婴幼儿在广泛的活动体验,如游戏、探索、交流、社交互动和认知发展的过程中,发挥主观能动性,自然而然地成长。

早期学习对婴幼儿的成长发展至关重要。婴幼儿时期是神经发育最为迅速的时期,他们的大脑在这个时期会迅速地建立起神经元连接,这为今后的学习打下坚实的基础。

婴幼儿开展早期学习,有以下三个方面的必备条件。

(一)无意识吸收

在早期学习中,婴幼儿会通过无意识吸收的方式,从周围环境中获取各种信息和知识。这种吸收过程是自然而然地进行的,无需特别的教学和训练,婴幼儿只需被置于丰富的环境中,就可以自主地学习和探索。例如,在日常生活中,婴幼儿会不断观察和模仿成人的行为和语言,从中学习语言、社交技能和行为规范。此外,他们还会通过玩具和游戏中的触觉、视觉、听觉等感官刺激,学习颜色、形状、大小、数量等基本概念和认知技能。同时,婴幼儿还会通过观察周围人的情绪表达和反应,学习情绪调节和表达技能。

婴幼儿的无意识吸收是非常重要的学习方式。这种学习方式可以使他们在毫不费力的情况下获得知识和技能,同时也可以增强他们的兴趣和好奇心。此外,无意识吸收还可以帮助婴幼儿建立良好的情感联系和社交技能,促进他们的身心健康和全面发展。虽然无意识吸收是自然而然的过程,但照护者可以通过提供丰富的学习材料,引导和激励婴幼儿,进一步促进他们的学习和发展。

（二）自我意识和主观能动性

婴幼儿的自我意识是指对自己身心状态及对自己同客观世界的关系的意识,包括生理自我、心理自我、社会自我。生理自我,即对自己的机体及其状态的意识,如身高、体貌、运动状态等;心理自我,即对自己的思想、情感、意志等心理活动的认知,如自我认识、自我体验、自我控制等;社会自我,即对自己的社会角色以及人际关系的认知。

自我意识并不是生来就有的,而是随着神经系统功能不断完善,通过环境和亲子互动的支持,不断发展成熟起来的。婴幼儿的自我意识,大约在1岁8个月时形成。2岁左右的婴幼儿开始知道自己的名字,只是把名字理解为自己的代号。在后面的语言学习中,婴幼儿开始掌握物主代词"我的"和人称代词"我",表明婴幼儿从把自己看作客体转变为把自己当作主体来认识,标志着他们真正的自我意识的出现。2～3岁的婴幼儿经常会说不,也是他们自我意识萌芽的体现。同时他们也常常会出现简单描述自己所处事实、自己所拥有或喜欢的东西等。婴幼儿的自我意识在早期学习中起到十分重要的作用,因为自我意识而产生的好奇心和创造力使他们更加积极地参与学习活动。

另一方面,主观能动性是指婴幼儿的自我决定能力和自我控制能力。这种能力可以让婴幼儿更加自主地参与学习和探索。例如,当婴幼儿主动探索周围的环境和与他人互动时,他们会发展出对自己和他人的认知和理解能力,从而建立起积极的社交关系。主观能动性使得婴幼儿得以面对各种挑战和困难,更好地适应学习和生活中的各种变化。

不管是自我意识的发展还是主观能动性的发挥,都需要照护者为婴幼儿提供丰富、适宜的学习材料,自由的活动时间,舒适的游戏环境,以及积极的互动体验。例如,在绘本阅读的过程中婴幼儿自主选择阅读的书目和阅读方式;在一起做手工的过程中,婴幼儿完成力所能及的步骤;在一起唱歌的过程中婴幼儿表现出喜欢某种类型的歌曲等,都是婴幼儿自我意识和主观能动性的表现。

（三）回应性的照护环境

人生来就处在一定的环境之中。从广义上讲,环境无所不包,可以分为物质环境和人文环境。人与环境密切相关,相互影响、相互制约。照护环境是婴幼儿生存与发展最重要的环境之一,包括游戏空间与材料、亲子关系等。回应性的照护环境是婴幼儿早期学习的物质基础,对婴幼儿的发展产生深远的影响。回应性的照护环境需要尊重婴幼儿身心发展需要,相信婴幼儿的现有能力和未来的发展潜力。回应性的照护环境可以促进婴幼儿动作、认知、语言、情感和社会性的全面发展。

有研究者认为儿童与环境、社会相接触的机会越多,他的知识就越丰富,能力也就越能充分得到发展。因此,儿童教育要取得较大的效益,必须优化环境。在瑞吉欧教育体系中环境被称为"第三位老师"。蒙台梭利也曾说过:"我们的教育体系最根本的特征是对环境的强调。"对于月龄较小的婴幼儿,教育蕴含在保育之中,在一日生活中实现,因此生活照护环境为婴幼儿早期学习和发展提供了机会(图6-1)。

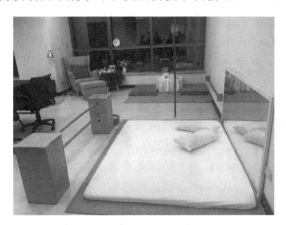

图 6-1 适合爬行期婴儿的环境

二、婴幼儿常见的早期学习活动

按照早期学习的不同目的和功能,婴幼儿常见的早期学习活动可以分为以下几种类型。

1. 促进婴幼儿动作发展的早期学习 在0～3岁阶段,婴幼儿身体迅速发育,适宜的运动能够促进婴幼儿的身心发展。一开始学习如何控制自己的头部和颈部,然后是手臂和腿部。接着婴幼儿能够学习坐起来、爬行、站立和行走时,其身体运动能力得到显著提高。照护者可以鼓励婴幼儿活动身体,进行探索活动,比如游泳(图6-2)。照护者还可以拿着婴幼儿喜欢的玩具引逗婴幼儿爬过来或者走过来,也可以为婴幼儿提供一些上坡下坡或者楼梯等场景,刺激婴幼儿挑战不同的活动空间。

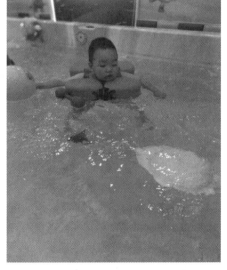

图 6-2 婴儿游泳

2. 促进婴幼儿认知和语言发展的早期学习活动 对于婴幼儿来说,感知觉发展是认知发展的第一步。婴幼儿会使用眼睛来观察周围的事物,使用他们的听力来辨认声音,并学会分辨不同的声音,逐渐识别不同的颜色和形状。照护者可以将脸靠近婴幼儿微笑着对他讲话,让婴幼儿注视自己的脸,逐渐将脸移向一侧,并轻声叫婴幼儿的名字,让婴幼儿的视线追随照护者的脸。照护者可以教会婴幼儿数字谣,将数字1~9用自己熟悉的曲调唱给婴幼儿听,并且边唱边拍手,这样既能吸引婴幼儿的注意力,又能培养婴幼儿的节奏感。唱的时候可以利用图片、实物、手势或动作,让婴幼儿感受到歌谣对应的内容。唱的时候,语速尽量缓慢,吐字要清晰。

3. 促进婴幼儿情绪情感和社会性发展的早期学习活动 婴幼儿并不是一出生就具备丰富的情绪情感。婴幼儿一开始的微笑和哭泣都是生理需要的反应。随着身心的发展,婴幼儿逐渐开始有社会性微笑,并且与照护者建立起联系。渐渐地,婴幼儿开始学会使用肢体语言来表达自己的需求和欲望。照护者可以利用日常生活与婴幼儿交谈、游戏和互动(图 6-3)。也可以给婴幼儿讲故事一起探索书籍,朗读给婴幼儿听,并尝试与婴幼儿交流和对话。

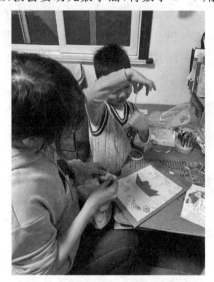

图 6-3　照护者与婴幼儿的互动

总而言之,婴幼儿在生活中无时无刻不在进行着早期学习。婴幼儿对周围的一切有着浓厚的兴趣,通过不断地探索周围的事物,实现早期学习的目的。

三、早期学习在回应性照护中的实现

回应性照护是指照护者在日常互动中感知婴幼儿的暗示和需要,能准确地理解并做出及时、适当、灵活的反应。通过回应性照护,成人可以建立和婴幼儿的情感联系,让婴幼儿感受到被关爱和接受,从而培养婴幼儿的自信心和安全感。因此,回应性照护是早期学习的重要途径,可以提供安全、支持和情感联系,帮助婴幼儿建立良好的社会情感关系,促进他们的身心健康和全面发展。

(一)回应性照护保护和启发婴幼儿的好奇心与求知欲

通过回应性照护,婴幼儿可以建立安全感和信任感,从而更愿意和他人互动和学习。而通过启发婴幼儿的好奇心和求知欲,又可以让他们更加自主、主动地探索和学习,从而促进他们的全面发展。因此可以说,回应性照护与婴幼儿的好奇心和求知欲是相互促进,共同发展的。

1. 提供安全和温馨的环境 当婴幼儿感到安全时,他们更愿意探索和学习。照护者可以通过在婴幼儿周围创建安全的环境来帮助他们保持好奇心。例如,将有害物品和危险物品放在婴幼儿无法触及的地方,并确保婴幼儿在探索时不会受到伤害。

2. 提供刺激性的玩具和游戏 照护者可以提供刺激性的玩具和游戏,以帮助婴幼儿探索世界。这些玩具和游戏可以颜色鲜艳、形状各异、质地不同,以吸引婴幼儿的兴趣。照护者可以鼓励婴幼儿使用他们的感官,例如触摸、闻味、听声、看色彩,以帮助他们学习和探索世界。

3.回应婴幼儿的好奇心和求知欲 当婴幼儿表现出好奇心和求知欲时,照护者可以鼓励他们继续探索和学习。例如,如果婴幼儿对一个玩具感兴趣,照护者可以提供更多的信息和激励来帮助他们了解这个玩具。照护者可以问婴幼儿问题,例如:"这个玩具是什么颜色的? 你有什么感觉?"以帮助婴幼儿学习新的词汇和概念。

4.鼓励婴幼儿探索新事物 照护者可以鼓励婴幼儿探索新事物,例如新的声音、味道和纹理。还可以引导婴幼儿探索周围的世界,例如探索房间的不同区域或观察窗外的景色。通过这种方式,照护者可以帮助婴幼儿建立对世界的认知。

(二)回应性照护提供丰富的早期学习机会

照护者通过与婴幼儿建立积极的互动关系提供早期学习机会。照护者与婴幼儿的互动可以为婴幼儿提供沟通、情感和认知的机会,通过对婴幼儿的信任和支持,建立亲密的关系和信任感。

1.提供学习材料和环境 照护者通过提供丰富多样的学习材料和环境,以鼓励婴幼儿进行探索和发现。这些材料和环境包括图书、玩具、游戏、音乐和自然界的元素等,这些可以引起婴幼儿的兴趣,激发他们的好奇心,促进他们的学习和探索。

2.提供学习机会 照护者通过注意婴幼儿的行为和反应,并针对他们的兴趣和好奇心提供有意义的学习机会。例如,婴幼儿对一张色彩斑斓的卡片感兴趣,他不断拍打卡片并"咿咿呀呀"试图说什么,照护者注意到婴幼儿的行为并温柔地询问他:"你喜欢这个对不对? 它有什么颜色呢?"说着拿出另一张卡片询问婴幼儿:"那你喜欢这个吗?"照护者通过语言或行为为婴幼儿提供更多的学习机会。

3.共同参与活动 照护者可以与婴幼儿一起参与各种活动。例如,读书、唱歌、做手工、游戏等,这些可以激发婴幼儿的兴趣和好奇心。同时,这些也可以加强照护者与婴幼儿之间的互动,建立更紧密的关系。

(三)回应性照护创造适宜的早期学习环境

回应性照护是创造适宜的早期学习环境的基础。照护者需要敏锐地观察和回应婴幼儿的需求和信号,以建立稳定、安全的关系。在这个基础上,提供丰富的体验、鼓励探索和发现、与婴幼儿互动,以及建立日常例行都是创造适宜的早期学习环境的关键。通过这些方式,可以帮助婴幼儿建立安全感、好奇心、自信心和预测性,为其日后的学习和发展打下坚实的基础。照护者可以通过以下措施创造适宜的早期学习环境。

1.建立积极的情感联系 与婴幼儿建立亲密的情感联系非常重要。照护者可以通过与婴幼儿进行眼神交流、拥抱和亲吻等方式来建立情感联系。在照顾婴幼儿的过程中,要尽可能地回应婴幼儿的需求和信号,这样可以帮助婴幼儿建立安全感和信任感。

2.提供安全的环境 在婴幼儿学习和探索的过程中,提供安全的环境非常重要。照护者可以通过提供安全的环境,如稳定的床、安全的玩具等,以及关注婴幼儿的身体和情绪状态来保障婴幼儿的安全。

3.激发好奇心 婴幼儿对周围的环境充满好奇心。照护者可以通过提供新颖的玩具、音乐、书籍等方式,激发婴幼儿的好奇心和探索欲望。同时,照护者也应该对婴幼儿的探索和发现做出积极的回应,以增强婴幼儿的自主性和自信心。

4. 鼓励互动和合作 婴幼儿需要与照护者和其他同伴互动和合作,以促进婴幼儿的社交能力和情感发展。照护者可以通过与婴幼儿玩耍、唱歌、跳舞等方式鼓励互动和合作。同时,照护者也应该在互动和合作中提供指导和支持,帮助婴幼儿学习如何与他人互动、分享和合作。

（四）回应性照护与早期学习均满足婴幼儿发展需要

回应性照护和早期学习都是围绕着婴幼儿发展的导向展开的,二者根本目的都是满足婴幼儿的发展需要。回应性照护强调的是照护者对婴幼儿的需求和信号的敏锐性和快速响应,这种照护可以帮助婴幼儿建立安全感和信任感,从而更好地发展社交技能、情感管理能力等。早期学习则是指在婴幼儿时期,通过各种体验和互动,让婴幼儿获得知识、技能和经验,为其日后的学习和发展奠定基础。这种学习是与婴幼儿发展的各个方面密切相关的,包括语言、认知、运动和社交等。

回应性照护和早期学习的共同点在于,它们都是为了满足婴幼儿发展的需要而存在的。回应性照护可以帮助婴幼儿建立安全感和信任感,从而更好地参与到各种学习和体验中。同时,早期学习也需要建立在回应性照护的基础上,只有在婴幼儿感到安全和受到关注的情况下,才能更好地参与到学习中去。

因此,回应性照护和早期学习是相互促进、相互依存的。通过提供适宜的回应性照护和丰富的早期学习经验,可以为婴幼儿的发展奠定良好的基础,促进其身心健康和全面发展。

第二节　认知发展培养中的回应性照护

在 0～3 岁阶段的婴幼儿主要通过感官经验和环境刺激来建立对世界的认知和理解。视觉、听觉、触觉、嗅觉都是婴幼儿重要的感知方式。另一方面,环境刺激也是婴幼儿认知发展的重要因素,它可以分为利用具体事物进行回应和通过简单概念符号进行回应两种方式。回应性照护方式在婴幼儿的早期学习中起着至关重要的作用,它可以帮助婴幼儿建立健康、积极的情感和认知基础。

综上所述,照护者培养婴幼儿认知发展的回应性照护有以下要点。

（1）照护者可以通过注视、微笑、眨眼等方式来回应婴幼儿的视觉需求,这样可以建立婴幼儿的信任感和安全感（图 6-4）。

（2）照护者可以使用柔和的声音、歌唱或轻柔的语调来回应婴幼儿的听觉需求。

（3）照护者可以使用抚摸、拥抱或按摩等方式来回应婴幼儿的触觉需求。

（4）照护者可以使用婴儿香水、婴儿沐浴露等有婴儿气味的物品来回应婴幼儿的嗅觉需求,这些物品可以营造温馨、舒适的环境,从而提高婴幼儿的安全感。

（5）利用具体事物回应婴幼儿的需求可以刺激婴幼儿进行学习。例如,照护者可以通过使用颜色鲜艳的玩具引起婴幼儿的注意,与婴幼儿进行互动,帮助婴幼儿建立视觉和触觉联系,从而促进婴幼儿的认知和运动发展。

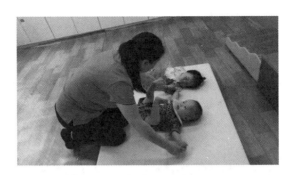

图 6-4　婴儿在注视照护者的脸

(6)照护者还可以使用简单的动作、表情和符号来回应婴幼儿的需求,例如手势、面部表情、声音、语言等,这些符号可以帮助婴幼儿了解并理解与他们相关的概念。

(7)照护者通过使用简单的符号进行回应,可以促进婴幼儿的语言和认知发展,帮助婴幼儿建立信任和安全感。这种回应性照护方式在婴幼儿的早期学习中起着至关重要的作用,它可以帮助婴幼儿建立健康、积极的情感和认知基础。

一、0～3 个月婴儿的认知发展及回应性照护

(一)发展特点

这个时期的婴儿现有能力特点:能够看见明暗和颜色;能够注视和追踪移动的物体或光点;喜欢看人脸;无法有效聚焦,视敏度低;可以使用听觉定位但不够准确;能分辨声音(高低、音色、大小)的不同;无空间认知、时间认知、数量认知。

这个时期的婴儿准备发展阶段:双眼可以共同注视;可以自主调节视焦距;能够听声寻物;视听协调,可以识别音乐。

(二)照护者的回应性活动

活动 1:看照护者的脸。

照护者将脸靠近婴儿微笑着对婴儿讲话,让婴儿注视自己的脸,逐渐将脸移向一侧,并轻声叫婴儿的名字,让婴儿的视线追随照护者的脸。

活动 2:熟悉的音乐。

照护者选择孕期听过的音乐且音乐轻柔舒缓,与婴儿一起听。照护者可以哼唱,也可以和着节奏轻拍婴儿。

二、4～6 个月婴儿的认知发展及回应性照护

(一)发展特点

这个时期的婴儿现有能力特点:视线灵活,视焦距调节能力相当于成人;能够识别各种颜色;视敏度得到极大改善;视听协调,能够准确听声定位;积极地倾听音乐且伴有反复的不协调动作;能够通过动作的发展进行初步的空间感知;能够分辨白天与黑夜,但无时间意识;能感知数量的变化,但没有数、序数、量的概念;对大小有感知但无明确判断。

这个时期的婴儿准备发展阶段:通过感知觉引领动作协调发展;通过各种感官的参与加深对事物整体的认知,例如图形和大小、距离和深度、方位等。

（二）照护者的回应性活动

活动 1：搭积木。

照护者用各种颜色、形状、大小的积木（不要过小），引逗婴儿进行满把抓、扔。也可以有区分度地提供积木，引导婴儿体会其中的不同。照护者可以进一步和婴儿一起堆积木，把同一种颜色的积木（或者同样形状的积木）放在一堆，体会多少及其变化（图 6-5）。

这个活动可以增强婴儿对形状、大小、颜色的辨识能力和空间感知能力。

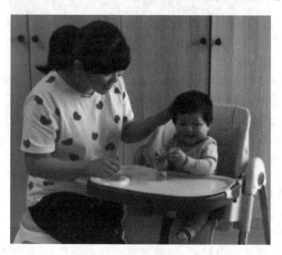

图 6-5　妈妈和婴儿搭积木

活动 2：铃儿响响响。

照护者先用摇铃在不同方位吸引婴儿视线；引导婴儿用手去抓摇铃，自己摇。可以适时提供小鼓或小风铃，引导婴儿用手拍、用手摇、用棍敲。可以让婴儿体会声音的不同，如照护者可以提供不同铃铛数的摇铃，引导婴儿体会"数"的多少不同，或者抓着婴儿的手一起按节奏摇铃。

这个活动可以促进婴儿的听觉发展，锻炼婴儿的视觉注意力和视觉跟随能力，培养婴儿对数量和序量的概念，帮助婴儿提高感官协调和综合能力。

活动 3：躲猫猫。

照护者用红色手帕遮住自己，引导婴儿找自己。也可以用红色手帕遮住婴儿，引导婴儿抓开手帕。

这个活动可以锻炼婴儿的视觉注意力和视觉跟随能力，同时也有助于培养婴儿的社交互动能力和情感交流能力，并且可以提高婴儿对颜色、形状、方向和空间位置的感知能力。

三、7～12 个月婴儿的认知发展及回应性照护

（一）发展特点

这个时期的婴儿现有能力特点：喜欢注视；视觉和听觉功能发育健全；具有"多少"和"大小"意识；对时间的认识发展到具有"先后"意识；同时婴儿逐渐认识到物体在离开视线范围后仍然存在，即客体永存性。

这个时期的婴儿准备发展阶段:手眼协调能力;对数感进行学习;在摆弄不同物体过程中,可以强化"大小""多少""先后"的概念;婴儿可以感受到自己的动作带来的结果。

(二)照护者的回应性活动

活动1:寻找宝藏。

照护者需要准备大毛巾、玩具若干。照护者左手拿毛巾,右手拿玩具。面对婴儿把玩具塞到毛巾里,然后问婴儿玩具在哪里。引导婴儿打开毛巾,将玩具找出来。然后再放一个玩具进去,引导婴儿自己打开毛巾找出来。

这个活动可以锻炼婴儿的视觉追踪、注视和客体永存性。

活动2:这是我。

妈妈需要准备一个大镜子,然后让婴儿熟悉镜子中的自己和妈妈。用手指指着镜子中的五官告诉婴儿"妈妈的鼻子""宝宝的小嘴"等,然后让婴儿也用手指摸一摸妈妈的和自己的五官。

妈妈和婴儿面对面,捏着自己的鼻子:"这是妈妈的鼻子",再捏捏婴儿的鼻子:"这是宝宝的鼻子"。重复几次,变化不同的部位。问"宝宝的鼻子在哪里?""妈妈的鼻子在哪里?"

这个活动可以让婴儿学习到方位感、距离感,认识身体部位。

活动3:小小演奏家。

照护者需要准备自制乐器(通过拍、敲、摇晃可以发声)、腕铃、节奏鲜明的音乐、2/4拍的简单歌曲。游戏过程中,照护者播放婴儿熟悉的音乐,给婴儿不同的乐器,让婴儿快乐地敲打,引导婴儿掌握快和慢、停和开始;也可以给婴儿带上腕铃,跟随音乐摆动身体,让婴儿听到腕铃的响声;也可以对着婴儿听音乐唱儿歌,引导婴儿发出声音;然后带着婴儿一起拍手一起哼唱。反复进行。

这个活动可以培养婴儿对时距和节奏的概念。

四、13～24个月幼儿的认知发展及回应性照护

(一)发展特点

这个时期的幼儿现有能力特点:能够识别基本二维图形;无法进行概念对应;可以按语言信号完成指令;能够按次序完成事项;可以跟随节奏做动作;可以表达数量但经常不对应。

这个时期的幼儿准备发展阶段:可以使用方位词和数词;可以画简单的几何图形;可以指认生活中常见物体。

(二)照护者的回应性活动

此时期的照护者与幼儿的互动多以玩具为主导,比如套杯、锤盒及不同形状的嵌盒。

(1)套杯。套杯是一组大小不同的杯子,通常为塑料制品,可拆卸并可以相互套入。在使用时,幼儿需要将杯子按照大小顺序套在一起。这种活动可以帮助幼儿发展手眼协调能力和精细动作技能,同时也可以帮助幼儿理解物体的大小和空间关系。

（2）锤盒。锤盒是一个木制的盒子，里面有几个凸起的木钉。在使用时，幼儿需要使用一个小锤子将对应物体锤入盒子中。这种活动可以帮助幼儿发展手眼协调能力和精细动作技能，同时也可以帮助幼儿理解物体的位置和空间关系。

（3）嵌盒。嵌盒是一个由几个大小不同的彩色木块组成的盒子，木块可以嵌入盒子的不同位置中。在使用时，幼儿需要将木块按照大小和形状放入对应的位置中。这种活动可以帮助幼儿发展手眼协调能力、空间认知能力和创造性思维，同时也可以帮助幼儿理解物体的形状和空间关系。

在使用过程中照护者首先需要先展示道具，让幼儿对玩具各方面属性有较为全面的认知，引发兴趣，调动五感。其次要进行动作示范、动作先行或同时进行、动作分解，有层次加入认知元素，反复操作，语言简洁且重点突出。重点需要保持游戏的秩序性，对玩具进行复位，保持动作有条不紊。

五、25～36个月幼儿的认知发展及回应性照护

（一）发展特点

这个时期的幼儿现有能力特点：根据具体物体做出指认，可以说出物体的颜色、形状；能够通过声音辨别出是什么乐器在发声；可以比较准确地模仿唱出简单儿歌；凭记忆找出房屋某处的物体；再现几何图形；有较为明确的方位概念；按时间顺序叙述过去的事情；完成点数、有序数概念；能够按数取物；进行角色扮演。

这个时期的幼儿准备发展阶段：对经常见到的物体有完整的认识；可以完成分类、配对、排序；对日常使用的概念、符号有较准确的认识；能够有自己的判断和原因；有充足的好奇心和探究欲。

（二）照护者的回应性活动

活动1：小虫钻洞洞。

小虫钻洞洞游戏包含一个有趣的玩具（通常是由几个洞和几个彩色小虫组成），照护者可以让幼儿将小虫一个个放入相应的洞里，让幼儿使用手指钻出小虫并重新排列小虫。在整个游戏过程中，可以问幼儿颜色的名称，以及询问幼儿在哪个洞里发现了哪个颜色的小虫。

这个游戏可以帮助幼儿锻炼手指协调、颜色认知、分类、配对、排序等能力。

活动2：夹夹子。

夹夹子游戏需要一些小的物品，如糖果或其他小的可夹取的物体以及夹子。这个游戏需要照护者监督以确保幼儿不会吞咽或误食这些物品。照护者需要让幼儿使用夹子夹起物品并将其放入指定的容器中。

这个游戏可以帮助幼儿锻炼手指协调、细致动作能力、注意力、集中力以及对日常物品使用的概念。

活动3：绕线圈。

绕线圈游戏需要准备一条线和一些小孔，如一个纸板上的小圆孔。线需要被固定在一个端点上，以便幼儿可以穿过小孔。照护者要让幼儿使用线穿过小孔，并绕着线圈穿回来。

这个游戏可以帮助幼儿锻炼自己的判断能力。

第三节 语言发展培养中的回应性照护

语言是婴幼儿与他人交流的重要工具。婴幼儿的语言发展可以分为语音、词汇和简单句的发展。在生命早期,婴儿采用不同的声音作为表达需求的一部分,通过声音表达自己的想法和心情。并且,婴幼儿还可以通过与身边亲近者的互动,记住大人的声音,当听到主要照护者的声音时,往往会表现出高兴、手舞足蹈的样子。婴幼儿在 12 个月左右开始使用一些简单词汇,如"妈妈""爸爸"等,随着时间的推移,他们逐渐能够掌握更多的单词和词汇。在 2~3 岁时,幼儿开始尝试将单词组合成简单的句子,并且可以开始进行简单的语言交流,如提出问题、回答问题、表达需求等。1~3 岁是认知和语言发展的初期,也是黄金时期,照护者通过提供丰富的认知及语言环境,及时回应婴幼儿的需求和提供丰富的语言环境,可以帮助婴幼儿更好地发展语言和认知能力。

综上所述,照护者培养婴幼儿语言发展的回应性照护有以下要点。

(1)重复发单音以引发婴幼儿发音,并给予应答与鼓励。

(2)开展早期阅读,初步培养阅读的兴趣,激发婴幼儿想说话的内在需求,帮助婴幼儿掌握新词,扩大词汇量。

(3)自制或购买图书,促进婴幼儿阅读兴趣和阅读能力的提高。

(4)开展多种形式的语言游戏,提高婴幼儿听力和发音水平。

(5)多抚摸、拥抱婴幼儿。

(6)和婴幼儿进行面对面的语言交流。

(7)睡前倾听摇篮曲等,训练婴幼儿的有意倾听能力。

一、0~3 个月婴儿的语言发展及回应性活动

(一)发展特点

这个时期的婴儿处于简单音节阶段,这个阶段听觉较敏锐,对语音较敏感,具有一定的辨音水平(人声、母亲声音、男女声音);在哭叫中发声,基本上是反射性发音;在面对面的语言交际中产生反应,出现语言交际的雏形。这个阶段的婴儿能发出一些简单的音节,多为单音节。

(二)照顾者的回应性活动

活动 1:用"父母语"和宝宝说话。

照护者和婴儿说话、交流,让婴儿从照护者的面部表情和语音语调里,捕捉各种信息。如"宝宝醒啦!""宝宝的小眼睛好漂亮啊!""宝宝看见爸爸了,是吧?""宝宝好!"

这个活动可以训练婴儿语言交际能力,满足婴儿吸收外部刺激的需要。

活动 2:唱歌。

照护者选择一首简单的童谣,然后将婴儿抱在怀中,轻声细语地唱给婴儿听。可以把婴儿抱得更近,用温柔的目光看着他(她),让他(她)感受到你的爱和关注。可以通过抚摸婴儿、微笑或做一些动作来吸引婴儿的注意力。

这个活动帮助婴儿提高辨音能力,丰富婴儿的语言感知和表达。

二、4～8个月婴儿的语言发展及回应性活动

(一)发展特点

这个阶段的婴儿位于连续音节阶段,开始咿呀学语,出现重复的、连续的发音现象;对周围人的言语行为能做出相应的反应。如:能够分辨别人语气、语调、音色的变化;理解简单词语、手势和命令等。出现自我模仿发音现象,形成一连串由音节构成的"小儿语"。

(二)照护者的回应性活动

活动1:尿布时间。

照护者需要告诉婴儿发生了什么,婴儿的感觉怎么样,妈妈在做什么。"宝宝为什么哭呢? 让妈妈摸摸看。哎呀! 小屁股湿湿的,尿湿啦。真难受,妈妈帮宝宝换尿布吧……"。把湿尿布举起来给婴儿看一下,告诉他(她):"看,湿湿的……"清洁婴儿的小屁股,抚摸或捏捏小屁股,"妈妈把小屁股洗干净啦。摸摸小屁股,捏捏小屁股,宝宝舒服吗?"再用干净的尿布在婴儿脸上抚碰一下,"干干香香的尿片,宝宝换上就舒服啦!"换好尿布后亲吻一下宝宝,"妈妈帮宝宝换好尿布,宝宝好舒服呀!"这个活动可以让婴儿建立语音和实体之间的联系,引导婴儿对周围人的言语行为做出相应的反应。

活动2:阅读黑白卡。

在婴儿清醒、情绪愉悦时,照护者拿出圆形如面谱类的图片,告诉婴儿:"爸爸要和你看卡片啦!"将图片放置在距离婴儿眼睛15～20 cm的地方,轻轻地说图片上的卡片名称。停留2～3秒,换一张。结束的时候,对婴儿说:"宝宝爱看图,宝宝真棒!"(图6-6)

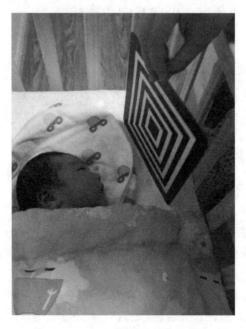

图6-6 婴儿对黑白卡感兴趣

这个活动可以帮助婴儿建立语言和认知的基础。

三、9～12个月婴儿的语言发展及回应性活动

(一)发展特点

这个时期的婴儿位于语言模仿阶段,不同的连续音节明显增加,近似词的发音增多;开始模仿别人的发音,如得到强化可以日益巩固;开口说话,出现第一个有意义的单词;语言交际功能开始发展;开始真正理解成人的语言(话语反应判定法);10个月的婴儿可以理解10个左右的表示人称、物体和动作的词;1岁时,发生理解反应的祈使句和疑问句超过10个。总的来说,这个时期的婴儿可以执行成人简单的指令,并建立相应的动作联系;拥有一定的语音能力,但缺少概括性。

(二)照护者的回应性活动

活动1:指认游戏。

照护者将几个物品放在婴儿面前,如书、玩具、水杯等,用简单的语言描述这些物品,例如"这是一本书""这是一个球"等,然后鼓励婴儿找到照护者描述的物品,并尝试用简单的语言表扬婴儿找到了物品,例如:"好聪明,宝宝找到了那个球!"

这个游戏可以帮助婴儿学习词汇和语言表达,并锻炼婴儿的视觉关注力和记忆力。

活动2:看我做。

这个游戏需要照护者和婴儿面对面坐着,照护者可以对婴儿做出一些简单的动作,例如摇头、张嘴等,然后观察婴儿是否模仿这些动作。当婴儿尝试模仿时,鼓励婴儿,并尝试用简单的语言描述动作,例如:"看,我张嘴了!"

这个活动可以帮助婴儿锻炼他们的视觉关注力和语言表达能力。

活动3:童谣唱游。

照护者可以选择简单的乐器,如小鼓、铃铛、木鱼等,然后和婴儿一起弹奏这些乐器,让婴儿听到音乐的声音和韵律。除了弹奏乐器,照护者也可以通过唱歌来进行。可以选择一些简单的童谣,如《小星星》《小兔子乖乖》等,也可以自己编写一些歌曲。在过程中,可以用手势引导婴儿,让婴儿跟着唱、跳、扭动身体;还可以鼓励婴儿自己尝试发出声音,例如,让婴儿用声音模仿乐器的声音,或者唱一些简单的音节。照护者可以通过鼓励、赞美、肢体语言等方式,让婴儿感到自己的努力被认可和鼓励。

这个活动可以锻炼婴儿的听力和语言能力,同时促进婴儿与照护者之间的互动和情感交流。

四、13～18个月幼儿的语言发展及回应性活动

(一)发展特点

这个时期的幼儿言语理解能力发展较快,理解的词语量快速增加;言语表达能力发展较慢,理解的词语增长速度为每个月增加1～3个单词;会给常见的物体命名,会出现词义泛化、词义窄化、词义特化的现象。

这个时期的幼儿语言多为单词句,这种句子的特点是和动作紧密结合;意义不明确,语音不清晰;词性不确定;多用叠音词。

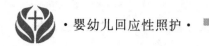

（二）照护者的回应性活动

活动 1：百宝箱。

照护者将一个小盒子或篮子命名为"百宝箱"，然后将各种物品放入盒子中，例如小球、纸杯、木块、小熊玩具等。接着，与幼儿一起玩这个游戏，让幼儿从"百宝箱"中取出一个物品，并说出物品的名称。如果幼儿不知道物品的名称，照护者可以给予提示或提供相关信息。然后，让幼儿试着使用这个物品，以增强幼儿的感官体验和学习效果。最后，将物品放回"百宝箱"中，并选择下一个物品重复这个过程。

这个活动可以帮助幼儿掌握新词，扩大词汇量。

活动 2：猜猜看。

吃水果时，照护者可以和幼儿对话，引导幼儿摸摸看看、闻闻尝尝，了解水果的外形、颜色、气味等。在认识这个水果后，可以进一步尝试听水果名称指认图片。幼儿开口说话后，可以指认图片让幼儿说水果名。

这个活动可以促进幼儿的语言和表达能力发展，提高幼儿的认知和表达水平。

五、19～24 个月幼儿的语言发展及回应性活动

（一）发展特点

这个时期的幼儿处于语言表达能力快速发展阶段，发音的音位系统尚不成熟，常常出现省略音、替代音和重叠音；幼儿的言语理解逐步摆脱具体情景的制约，并更为确切和独立；能说出的词语快速增多，多为名词、动词；出现罕见的词语爆炸现象，双词语快速增长；喜欢提问，语言上出现"反抗行为"，出现否定句和疑问句的萌芽。

主要语言表达为双词句，又称"电报句"。双词句初步具备句子的主要成分（谓语、主语或宾语），但表现形式是断续的、简略的、结构不完整的。

（二）照护者的回应性活动

活动 1：词语接龙

照护者提供一个词语，例如"苹果"，下一个人需要说出一个以前一个词语的结尾词开头的新单词，例如"果冻"。依次循环，每个人都要说出一个新词语。这个活动可以促进幼儿的词汇积累和语言表达能力，激发幼儿的思维和想象力。通过选择不同的主题，可以扩展幼儿的知识面和词汇量，并且可以在互动中加深幼儿对词语的理解和记忆。

活动 2：睡前时间

照护者可以在幼儿入睡前，跟幼儿进行简单的对话。可以先回忆今天一天的活动，例如去了哪些地方、见了哪些人、做了什么事情等。然后，按照时间的顺序帮助幼儿重新回忆这些事情，可以提一些问题，例如："你是什么时候去的公园？""你在公园里做了什么？"等。

这个活动可以帮助幼儿形成时间顺序的概念，提高幼儿的记忆力和语言表达能力。

六、25～36 个月幼儿的语言发展及回应性活动

（一）发展特点

这个阶段的幼儿处于掌握口语阶段，幼儿基本能理解成人所用的句子，语言逐渐稳

定和规范,发不出的语音逐渐减少;能够创造性地用3～5个词语组成多词句和简单句,复合句也得到初步发展;疑问句逐渐增多;语言常常使用接尾策略;与人交往的意图明显增强,乐意接受和参与一些语言训练活动。在2～3岁成长后期,幼儿词汇量迅速增加,能听懂成人70%的话语,对新词感兴趣;能说出完整的句子,多词句和复合句较大幅度地增加,但说话不流畅,表达常有"破句现象"。

(二)照护者的回应性活动

这个时期照护者应该鼓励幼儿与同伴之间的自发模仿和相互交流,并用成人的语言与词汇积累作为榜样示范,尽量在听说游戏活动中发展幼儿的语音,帮助幼儿练习听力、发音、用词。需要注意保护幼儿嗓音,防止口吃和缄默。照护者可以开展早期集体阅读活动,鼓励幼儿欣赏文学作品,重复和理解作品内容。

活动1:传令兵游戏。

这个游戏需要3名以上参与者,照护者先想好一个简单的句子,并告诉第一名参与者这个句子。游戏开始后,照护者让第一名参与者传达这个句子给第二名参与者,第二名参与者再传达给第三名参与者,依次类推。一直传到最后一名参与者,最后一名参与者需要把接收到的句子说出来。如果说出来的句子和领头者最开始说的句子一样,那么这轮游戏就算成功。

这个活动可以锻炼幼儿的口语表达能力、语言理解能力和注意力集中能力。通过参与这个游戏,幼儿可以学习如何传达信息,并且通过重复和记忆来提高自己的语言能力。

活动2:两只小鸟。

照护者将指偶套在手指上让手指弯曲摇摆,引起幼儿的兴趣。照护者可以说"宝宝,看!小鸟飞来了!"来引导幼儿关注。同时,照护者可以播放一首音乐,并念唱歌词,做出弯曲手指似小鸟飞翔、小鸟藏到背后等动作。这样的动作和声音效果可以让幼儿更加投入,增加他们对这个游戏的兴趣和热情。之后照护者可以和幼儿各套上指偶,边念唱歌词边做动作。

这个活动可以帮助幼儿提高语言理解能力、注意力集中能力、动手能力和模仿能力。

第四节 情绪情感培养中的回应性照护

在婴幼儿的情感发展中,可以分为三个主要阶段。第一阶段,新生儿具有一系列基本情绪,包括感兴趣、痛苦、厌恶和快乐的表情。这些表情主要通过眼神和面部表情来表达。第二阶段,从1～6个月,婴儿开始表现出更多的情感,包括愤怒、悲伤、欢乐、惊讶和害怕等(图6-7),这些情感主要通过面部表情、身体语言和声音来表达。此时婴儿可以通过哭泣、咕哝声和笑容来表达情感(图6-8)。第三阶段,出生6个月以后,出现的情感包括惊奇、害羞和嫉妒。这时的婴儿开始展现出更为复杂的情感表达,例如,可以通过手势来表达不同的需求和情感,也可以通过对周围环境的反应来表达惊讶和好奇。

0～3岁婴幼儿情绪情感发展是非常脆弱和敏感的,他们需要父母或照护者的支持

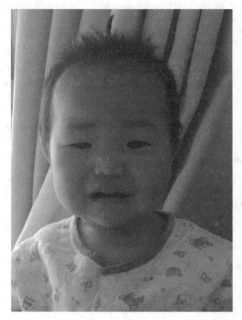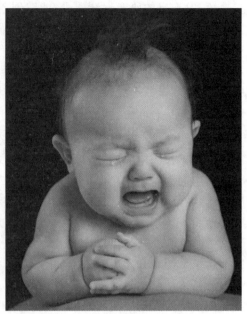

图 6-7　哭泣

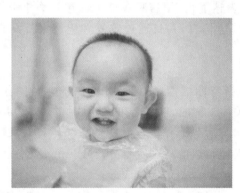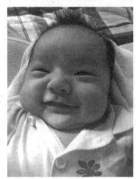

图 6-8　笑容

和关爱来满足生理和心理上的需求。在此阶段,依恋的形成起着至关重要的作用。在发展心理学中,依恋是指婴儿与照护者之间强烈的情绪联结。0~3岁这一阶段,婴幼儿与照护者之间的依恋关系会随着时间的推移而不断发展和改变。照护者通过反应和回应满足婴幼儿的需求,能够在婴幼儿和照护者之间建立良好双向的依恋关系。良好的依恋关系可以帮助婴幼儿获得更多的安全感和信任感,从而建立对世界的信心和自我价值感,这有助于婴幼儿在未来的情感发展中健康成长。

一、促进积极情绪情感的发展

为了促进积极情绪情感的发展,照护者要尽量给婴幼儿营造良好的家庭情绪环境和创建良好的亲子关系。良好的亲子关系包括给婴幼儿建立安全感及信赖感,留意婴幼儿的情绪表达(准确理解与感知),给婴幼儿留有"情绪准备"时间;采取积极的教育态度,评价以肯定为主,耐心倾听孩子说话,正确运用暗示。

0～6 个月婴儿哭泣的原因除了生理原因之外,还可能包含"被抱起来的姿势跟往常不同""想去外面"等心理性的需求和诉求。照护者要准确解读婴儿哭泣的原因,站在同一立场上体会婴儿的想法和诉求,并积极回应和满足婴儿的需要。这样往复行之,将有助于婴儿与照护者建立良好的依恋关系。此外,照护者不仅要在婴儿哭泣时提供安抚与回应,而且在日常生活、与婴儿玩耍、用咿呀语沟通及一起指认事物时,随时要温柔且热情地回应婴儿。

而当婴幼儿发育到 10 个月之后,他们会在发现自己感兴趣、想得到或曾见过的事物时,口中发出声音并同时伸手指向该物。这时,照护者可以回应"宝宝想要这个呢,宝宝喜欢这个呀!"等,围绕着他是怀着怎样的心情指向该事物或他想传达怎样的想法等,进行积极的语言交流和回应。这样可让婴幼儿切身感受到自己的想法被人理解的喜悦,也可让婴幼儿体会到与人交流互动的乐趣。

二、处理消极情绪情感

婴幼儿消极情绪包括黏人、依恋、怕生、焦虑、胆小、害怕、任性、不妥当的情绪调控等,这些消极情绪会影响婴幼儿的情感发展。婴幼儿的情感发展受到早期的体验和环境的影响,如果他们长期暴露在消极情绪情感的环境中,会影响到他们情感的表达和理解,可能会导致情感障碍的出现;同时还会影响婴幼儿的身体健康,如影响他们的睡眠质量、食欲和免疫系统等。导致婴幼儿消极情绪的因素主要有以下几个方面。

(一)分离焦虑

焦虑是一种朦胧的、游移的、不确定的心神不宁。分离焦虑通常在婴幼儿 6～8 个月大时开始出现,达到高峰期的年龄为 1～2 岁。分离焦虑在这个年龄段是正常的,但如果持续超过适当的时间或程度,可能会对婴幼儿的发展产生负面影响。

1.分离焦虑的体现

(1)哭泣、挣扎、拒绝离开主要照护者。

(2)对主要照护者的离开表现出明显的不安和焦虑。

(3)对主要照护者的回归表现出极度的喜悦和兴奋。

2.分离焦虑的缓解措施

(1)建立稳定、亲密的关系,保证婴幼儿的基本需求得到满足。

(2)给予适当的自主性,让婴幼儿在安全的范围内自由探索和活动。

(3)适当引导婴幼儿逐渐适应分离,例如在离开前告诉婴幼儿自己要离开,但会很快回来,并逐渐延长离开时间。

(4)在婴幼儿分离时给予安慰和支持,例如亲吻、拥抱、让婴幼儿带上自己的玩具等。

(5)拓展依恋对象。

(二)陌生人焦虑

陌生人焦虑是指婴幼儿在陌生人面前出现的不安和紧张情绪,通常发生在 6 个月至 2 岁的婴幼儿阶段。在陌生人面前,婴幼儿会表现出不同程度的抵触、哭泣、紧贴照护者等行为,这种行为被称为陌生人焦虑。

1.陌生人焦虑的体现

(1)哭闹。婴幼儿在陌生人面前可能会大声哭闹、尖叫,表现出极度的不安和惊恐。

(2)躲避。婴幼儿可能会试图躲避陌生人,躲在照护者身后或者身边。

(3)紧贴。婴幼儿可能会紧紧地贴在照护者身上,不肯离开,甚至有时候会紧抱住照护者不放。

(4)不安。婴幼儿在陌生人面前可能会显得特别不安,表现出烦躁、不安的情绪。

(5)退缩。婴幼儿可能会退缩或者逃避陌生人,表现出胆怯、退缩的情绪。

2.陌生人焦虑的处理措施

(1)建立安全感。在陌生环境中,照护者应该抱着婴幼儿,亲密地接触婴幼儿,让婴幼儿感受到照护者在身边的安全和安心。

(2)慢慢适应。照护者可以带着婴幼儿逐渐适应陌生的环境和人物,让婴幼儿有足够的时间适应和熟悉。

(3)引导互动。照护者应该引导婴幼儿与陌生人互动,例如玩游戏、讲故事等,增进婴幼儿对陌生人的信任和好感。

(4)表扬和奖励。当婴幼儿表现出对陌生人的接纳和信任时,照护者应该给予表扬和奖励,鼓励婴幼儿的积极行为。

(三)情绪控制困难

婴幼儿的情绪控制能力尚未充分发展,他们的情绪表达通常是直接和原始的,往往不能很好地控制自己的情绪。当婴幼儿无法有效地调节自己的情绪时,他们可能会对周围的环境和人产生负面影响。例如,他们可能会影响家庭成员的睡眠、影响家庭的和谐,还可能会对他们自己的身体和情绪健康造成长期的负面影响。

1.婴幼儿情绪控制困难的表现

(1)暴躁易怒。婴幼儿可能会因为无法控制自己的情绪而变得暴躁易怒,例如在受到挫折或者无法满足自己需求时可能会哭闹、打滚等。

(2)不耐烦。婴幼儿可能会表现出不耐烦的情绪,例如在等待饮食或者交流互动时,可能会表现出不安、烦躁等情绪。

(3)退缩。当婴幼儿感到不安或者害怕时,可能会表现出退缩的行为,例如躲在照护者身后或者紧贴在照护者身边。

(4)沮丧失落。当婴幼儿遇到无法解决的问题或者遭遇挫折时,可能会表现出沮丧、失落的情绪。

2.婴幼儿情绪控制困难的处理措施

(1)转移法。当婴幼儿情绪激动时,可以通过转移注意力的方式来帮助其缓解情绪。例如,给婴幼儿提供玩具或者其他有趣的物品,引起他们的兴趣,从而分散他们的注意力。

(2)冷却法。当婴幼儿情绪过于激动时,可以采用冷却法来缓解情绪。例如,让婴幼儿在有空调或者风扇的房间内休息一段时间,或者给婴幼儿提供冷饮等物品,帮助他们缓解情绪。

(3)消退法。当婴幼儿情绪激动时,可以采用消退法来缓解情绪。例如,给婴幼儿提供足够的自由和时间,让他们自行冷静下来,缓解情绪。

(4)合理认知法。当婴幼儿情绪过于激动时,可以采用合理认知法来帮助他们缓解情绪。例如,与婴幼儿交流,让他们了解自己的情绪表达是否正常、自己的情绪表达方式是否合理,从而帮助他们调整情绪。

(5)自我暗示法。当婴幼儿情绪过于激动时,可以采用自我暗示法来帮助他们缓解情绪。例如,可以告诉婴幼儿要冷静下来,让他们自我安慰,并在需要时给予鼓励,让他们相信自己可以控制自己的情绪。这种方法适用于较为年长的幼儿,对于较小的婴幼儿需要家长或者照护者帮助引导。

三、共情的培养

共情是指理解并分享他人情感的过程,研究者 Feshback 认为,共情是认知能力和情感能力的结合体。认知能力是辨别、命名他人情感状态的能力及采择他人观点的能力,情感能力是指个体的情感反应能力,两种能力交互作用,使个体产生共情。婴幼儿的情绪表达往往是直接和原始的,他们需要成人的支持和照顾来帮助他们理解和调节自己的情绪。因此具有良好的共情能力的照护者能够理解和回应婴幼儿的情感需求,提供有效的情感支持和安抚,有助于婴幼儿建立积极的情感联结和情感安全感。以下是培养共情能力的回应性照护要点。

(一)对婴幼儿情绪情感的辨别

要培养共情能力,首先需要辨别婴幼儿的情绪情感。对于照护者来说,辨别情绪可能是一件相对容易的事情,但是对于婴幼儿来说,他们无法通过语言来表达自己的情绪,需要照护者有一定的观察和解读能力。例如,当婴幼儿皱起眉头、哭闹、躁动或者愉悦地笑时,这些都是表达情绪的方式。

回应性照护要点:

(1)注重观察。照护者应该经常观察婴幼儿的面部表情、声音、体态和行为,来了解婴幼儿的情绪状态。

(2)询问。当婴幼儿表现出情绪时,照护者可以询问婴幼儿的感受,例如"你为什么哭呀?""你感觉怎么样?"等,这样可以帮助婴幼儿了解自己的情绪,同时也可以增强照护者与婴幼儿之间的沟通和联系。

(二)对婴幼儿情绪情感的接纳

除了能够辨别婴幼儿的情绪外,还需要采纳和接受婴幼儿的情绪。婴幼儿需要照护者的支持和理解来帮助他们调节和管理情绪。如果照护者无法接受婴幼儿的情绪或者忽视了婴幼儿的情绪,可能会让婴幼儿感到孤独和无助。

回应性照护要点:

(1)接受婴幼儿的情绪。当婴幼儿表达情绪时,照护者应该接受和认可婴幼儿的情绪,不要轻易否定或者批评婴幼儿的情绪,例如"别哭了,没有什么大不了的。""不要生气,这样不好。"

(2)给予情感支持。当婴幼儿情绪不稳定或情绪低落时,照护者可以通过抚摸、拥抱或温柔的语言来安慰和支持婴幼儿,让婴幼儿感受到被理解和被接纳的温暖。例如,当婴幼儿因为分离焦虑而哭泣时,照护者可以轻声安慰:"我知道你想妈妈了,但是她会回来的,我们一起等待她的归来。"

(3)帮助婴幼儿识别情绪。婴幼儿还不具备较强的情绪识别能力,照护者可以通过简单的语言和互动来帮助婴幼儿认知不同的情绪表达,例如:"你看到这只小狗狗,它看起来很开心,因为它摇了摇尾巴和你打招呼。你感觉很高兴吗?"这样有助于婴幼儿更好地理解和表达自己的情绪。

(三)自身情绪情感的管理

照护者需要管理好自己的情绪和情感,才能更好地理解和支持婴幼儿的情感需求。当照护者自身情绪失控或者无法适应压力时,可能会影响到婴幼儿的情绪,给他们带来负面的影响。因此,照护者需要掌握情绪管理技巧,保持情绪稳定和愉悦,这有助于创造良好的情感环境,对婴幼儿的身心健康有积极的影响。

回应性照护要点:

(1)促进自我认知发展。照护者应该关注自己的情绪和情感状态,了解自己的情感触发点和情绪反应方式,以便更好地管理自己的情绪。

(2)发展情绪调节功能。当照护者遇到情绪困扰时,可以采用一些情绪调节技巧,例如深呼吸、放松训练等,以帮助自己缓解压力和紧张情绪。

(3)培养乐观积极心态。照护者可以通过积极心态来面对压力和挑战,从而保持良好的情绪状态。例如,多关注婴幼儿的成长和进步,寻找生活中的美好,多与家人互动等,这些都可以帮助照护者保持愉悦和乐观的情绪。

第五节　亲社会行为培养中的回应性照护

社会行为是指个体在人际交往过程中所表现出来的对人、对事、对物的一系列态度和行为反应。社会行为的发展可以展现出婴幼儿与他人互动过程中的技巧和手段,是反映婴幼儿社会性发展中的行为方面,影响着婴幼儿的社会关系,如亲子关系、同伴关系等。婴幼儿的社会行为既有先天具备的能力条件,更需要后天在环境中的习得过程。哪怕是新生儿也对人脸具有偏爱,会无意识微笑,这些都是社会性发展的萌芽。但是更多的社会行为和技能都是在与他人的互动过程中习得的。社会行为中符合社会期望并对他人、群体或社会有益的行为(例如合作、分享、助人、安慰等)称为亲社会行为(图6-9)。

亲社会行为在不同月龄阶段有不同的表现。1岁以下的婴儿由于身心发展的限制,还没有形成完整的同伴交往过程。因此,亲社会行为主要表现在自理活动上,例如,会自己用手扶着奶瓶喝奶或果汁;能坐在饭桌边让照护者用勺喂饭等。1~2岁的幼儿开始出现较为完整的同伴交往过程,等待、分享、关心、帮助等亲社会行为也相继出现。2岁以上的幼儿在亲子互动、同伴交往、师幼互动等过程中学习和发展了更多的亲社会行为,例如,能在成人语言指导下调节自己的行为;能较清楚地判断他人对自己的期望;禁止做的事情知道不去做,有一定的控制能力;乐于助人、喜欢劳动(图6-10);会使用一些新的社交技能来博得他人的喜爱、夸奖等(图6-11)。

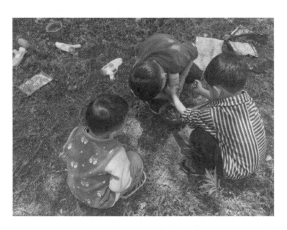

图 6-9　婴幼儿的合作活动

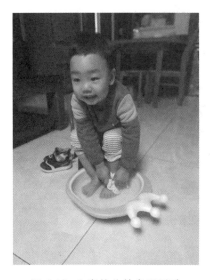

图 6-10　2 岁幼儿的自理活动

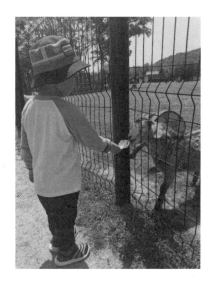

图 6-11　3 岁幼儿的投喂行为

亲社会行为培养中的回应性照护,就是通过回应性照护支持婴幼儿在互动中学习自我表现的方式,调节和控制情绪,逐渐能够进行合作活动。当婴幼儿感受到父母或照护者的支持和关爱时,他们更有可能表现出亲社会行为,建立积极关系。

一、对婴幼儿自主意识的回应

婴幼儿自主意识是指婴幼儿自己决定他们所需要的东西或者活动,而不是被别人强制或指导。自主意识的基础是自我意识的发展,是在适宜的环境和积极的人际互动中发展起来。婴幼儿的自主意识使他们更加积极地参与学习和探索,满足好奇心,发挥创造力。同时,自主意识使得婴幼儿不断形成自己的兴趣和需求,有助于他们在以后的学习和生活中更加自信和独立。

照护者可以给婴幼儿提供不同种类的玩具和游戏,让婴幼儿自主选择想要玩的东西,这可以让婴幼儿体验到自主选择的快乐,同时可以帮助婴幼儿发现自己的兴趣爱好;照护者还可以阅读故事书,可以为婴幼儿提供不同的故事书,让婴幼儿自己选择想要听的故事,这可以让婴幼儿参与到学习过程中,培养婴幼儿的阅读和思考能力;照护者可以唱儿歌和让婴幼儿听音乐,可以为婴幼儿提供不同的歌曲和音乐,让婴幼儿自己选择想要听的歌曲和音乐。同时培养婴幼儿的音乐兴趣和感知能力;手工艺品是培养婴幼儿创造力和想象力的好方法,可以为婴幼儿提供不同的手工材料,让婴幼儿自主选择想要做的手工艺品,这可以让婴幼儿发挥自己的创造力和想象力,同时也可以锻炼婴幼儿的手部协调能力。具体来说有以下几个方面的回应。

(一)营造和谐民主的环境氛围

和谐民主的环境氛围可以使婴幼儿放松自己,探索周围的世界。和谐民主指的是人际关系中照护者要尊重婴幼儿的自我意识,相信婴幼儿的自主选择,支持婴幼儿的自主活动。婴幼儿需要时间和空间来探索周围的环境。为了鼓励婴幼儿的自主探索,可以提供安全、丰富的玩具材料,支持婴幼儿的自由玩耍(图 6-12)。

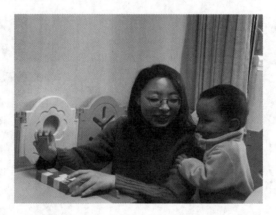

图 6-12　和谐民主的环境氛围

(二)鼓励婴幼儿自我决定

自我决定不是为所欲为,不是旁若无人,而是在社会关系中的自我决定行为规范,并且自愿遵守。婴幼儿可以通过一些简单的选择来尝试自我决定。例如,婴幼儿选择自己要穿的衣服、要吃的食物或是要玩的玩具等。照护者要为婴幼儿提供自主选择的机会,使得婴幼儿感受到自我决定对生活的积极影响。

(三)培养必备交往技能

婴幼儿需要表达自己的感受和需求,而这种表达方式可能是通过哭泣、尖叫等不适宜的方式。照护者需要通过生活中的互动,倾听婴幼儿的声音,了解婴幼儿的需要,正确回应婴幼儿的需求,并且培养婴幼儿正确的交往行为。当婴幼儿能够顺利完成人际互动,其自信和自尊心也会不断增加。在游戏和其他活动中,照护者要鼓励婴幼儿的合作行为,帮助婴幼儿学会与他人沟通、协作和分享,培养同情心和合作精神。

二、引导婴幼儿自我控制行为

婴幼儿的自我控制行为是一种有意识的抑制优势反应、抗干扰的能力,以及记忆力、注意力、执行功能等不同的心理过程。自我控制行为可以分为情绪的自我调节和行为的自我抑制。由于婴幼儿的神经调节系统发育尚不成熟,所以认知功能不够完善,自我控制能力相对薄弱。其中,行为抑制能力不足常表现为喜欢动来动去,坐不住;做事分心,控制不住走神,抗干扰能力弱;粗心、马虎,经常在细节上犯错误;做事容易拖沓、磨磨蹭蹭,效率低下等。情绪调节能力不足常表现为没有耐心,容易发脾气、哭闹,不易安抚,对自己表现不满意,有强烈的情绪反应等(图6-13)。

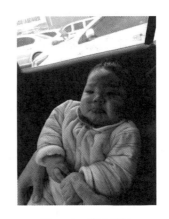

图6-13 婴儿哭泣

引导婴幼儿自我控制行为的回应性照护主要通过照护者自己的情绪行为控制示范,采用积极的教育态度,教授婴幼儿调节情绪和行为的方法。具体来说可以有以下具体回应性照护方式。

（一）提供积极的反馈

当婴幼儿表现出良好的自我控制行为时,我们应该给予积极的反馈和鼓励,例如亲吻、拥抱或表扬。这可以让他们感受到自己的努力得到认可和赞赏,从而激发他们更多的自我控制行为。

（二）培养婴幼儿的情绪调节能力

照护者可以通过鼓励婴幼儿表达自己的情感,教授一些放松技巧或为他们提供安慰和支持来帮助婴幼儿掌握情绪调节能力。在日常生活中,照护者可以鼓励婴幼儿参与简单的任务和活动,如穿衣、自己拿餐具、整理玩具等。这些自理活动让婴幼儿感受到自己的能力和责任感,从而促进自我控制行为的发展。

（三）提供积极的模范行为

照护者的行为和反应会对婴幼儿产生深刻的影响。照护者应该注意自己的言行,提供积极的模范行为,如控制自己的情绪、采取积极的行动和提高解决问题的能力等。

三、培养婴幼儿合作与协调意识

合作与协调是指为了达成同一目标,完成不同的内容,最终形成一个完整的活动过程。由于婴幼儿的身心发展尚不成熟,缺少社会交往技巧,合作与协调的行为也十分有限。通常表现如下:会关心和帮助受伤或者看上去需要帮助的小朋友;会关心和邀请身边寂寞、落单的小朋友;如果有小朋友求助,会去帮忙或者主动帮忙;会鼓励和安慰失败的小朋友;看到其他小朋友做得好,自己也会高兴(笑、鼓掌、语言都可以);看到其他小朋友完成任务或者事情,会用语言表达赞美,比如"真棒";觉得对方做得好的时候,会用语言表达出自己的感情,比如说"真好呀。"

照护者培养婴幼儿合作与协调意识的回应性照护可以有以下几个方面。

（一）培养婴幼儿的信任感

建立亲密关系和信任感是婴幼儿合作和协调的基础。通过及时回应和满足婴幼儿的需求,以及提供安全、支持和鼓励,可以让婴幼儿感受到被关爱和被重视,从而建立信任感,激发婴幼儿的合作和协调意识。

（二）提供合作和协调的机会

照护者可以为婴幼儿提供一些合作和协调的机会，如一起做游戏、一起制作简单的手工、一起整理玩具等。在活动过程中，婴幼儿可以学会相互沟通、协商和解决问题，增进合作和协调意识及技能。

（三）给予适当的支持和引导

照护者的行为和反应会对婴幼儿产生深刻的影响。照护者应该注意自己的言行，提供积极的模范行为，如分享、关心他人、互相帮助等，激发婴幼儿的合作和协调意识。在合作和协调过程中，婴幼儿可能会遇到一些困难和挑战，照护者可以给予适当的支持和引导，同时给予婴幼儿充分的时间和空间，自主地思考和尝试，培养合作和协调能力。

扫码在线
答题

第七章　患病婴幼儿的回应性照护

　学习要点

1. 免疫系统的作用、组成及不同月龄婴幼儿免疫系统的特点。
2. 婴幼儿常见疾病病因、主要表现及回应性照护要点。
3. 婴幼儿常见传染性疾病病因、主要表现及回应性照护要点。

　　胎儿未娩出之前，母体为胎儿提供了适合的温度、营养和生存空间，同时也通过脐带将重要的免疫物质传输至胎儿体内，成为出生后短期内婴儿抵抗有害因素侵袭的重要保障。尽管如此，出生后婴幼儿柔嫩的皮肤、未成熟的免疫系统，完全暴露在外界环境中，受到更多的病原体等有害因素的影响，使婴幼儿成为容易发生疾病的群体。婴幼儿照护者必须知晓不同月龄段婴幼儿的免疫系统特点及相应的疾病风险，为托育机构及家庭环境中的婴幼儿提供疾病预防，并在婴幼儿患病时提供及时、科学、适宜的回应性照护。

第一节　婴幼儿的免疫特点与回应性照护

一、概述

　　免疫是机体自身的防护机制，是人体识别和排除对自身有害因素的生理反应。免疫功能包括抵御来自外界的病原体及毒素对机体的侵袭，清除自身衰老、损伤或死亡的细胞以及识别和清除自身发生病变的细胞。

　　免疫功能包括非特异性免疫和特异性免疫（图 7-1），前者是机体自出生就拥有的天然免疫力，而后者则是在出生后与抗原物质不断接触的过程中获得的。随着婴儿出生并与外界环境接触不断增多，机体的免疫功能也在发生变化。人体的非特异性免疫主要包括屏障防御机制、细胞吞噬系统、补体系统和其他免疫分子作用，往往作为抵挡病原体入侵人体的第一道防线。比如，婴幼儿完整的皮肤可以防御一些病原体通过机体表面的入侵，此类属于非特异性免疫的一种，是与生俱来的天然屏障。特异性免疫在非特异性免疫基础之上，由免疫器官和免疫细胞完成，包括细胞免疫和体液免疫，前者主要指 T 淋巴细胞介导的免疫应答，后者指 B 细胞及 IgA、IgG、IgM、IgD 及 IgE 五类免疫球蛋白。

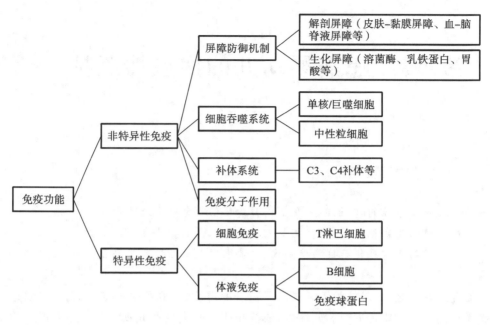

图 7-1　机体免疫功能的组成

二、婴幼儿的免疫特点

(一)新生儿免疫特点

新生儿期是指出生后脐带结扎至出生后 28 天。在这个生命的初始阶段,新生儿从封闭、安全、温暖的母体子宫来到了随四季温度变化的外部世界,同时随着脐带结扎,营养、氧气等都从原先由母体通过脐带运送变成需要自主摄取,经历了机体内外环境的巨大转变,新生儿的生存能力和免疫功能都较弱。

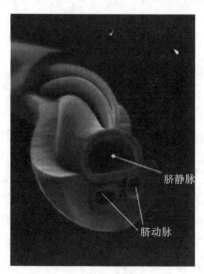

图 7-2　脐带内的脐血管

新生儿的皮肤角质层薄嫩,容易发生破损而增加病原体从伤口处侵入机体的可能,偏碱性的皮肤特质也使细菌、真菌更易增殖。出生后 2 周内,新生儿腹部的脐带残端尚未脱落,病原体可通过其中的脐血管(图 7-2)的血液循环侵入机体导致新生儿败血症等严重问题。新生儿的胃肠道通透性高,胃酸分泌较少,对胃肠道细菌的杀灭能力弱;血-脑脊液屏障和淋巴结功能尚未发育成熟;气道内纤毛细胞功能未完善;细胞吞噬功能呈短暂性低下;补体成分的活性较弱,均造成了新生儿非特异性免疫方面功能低下。

特异性免疫中,新生儿在胎儿期从母体获得的 IgG,可以降低新生儿发生白喉、脊髓灰质炎等疾病的风险,但由于其他免疫球蛋白较难通过母体转运至胎儿体内,新生儿常因缺乏 IgA 等免疫球蛋白易发生呼吸道和胃肠道感染,缺乏 IgM 易发生革兰阴性细菌感染。尽管新生儿出生时,机体内免疫器官及免疫功能的发育已相当成熟,但因非特异性免疫和特异性免疫的不足,疾病的发病率和死亡率都较其他时期的小儿更高。据报道,新生儿死亡占 5 岁以下儿童死亡总数的 45%。

(二)婴儿免疫特点

婴儿皮肤角质层仍较薄而易破损,皮肤屏障功能仍然较差,但此时皮肤上不存在像新生儿脐带残端这样的天然伤口,相对较为完整。非特异性免疫中的补体系统在 3～6 个月也达到成人水平。在 0～1 岁期间,婴儿不断与外界环境接触,受到来自环境中各种病原微生物或有害因素的威胁,从母体获得的 IgG 通常能够继续帮助婴儿抵抗白喉、脊髓灰质炎等疾病,但是婴儿免疫系统发育不成熟,自身合成的 IgG 的量从出生后 3 个月左右才开始逐渐增加,因此母体带来的 IgG 到婴儿 6 个月时几乎全部消失,此时传染性疾病发生的风险较前升高。总体而言,婴儿免疫力仍较弱,容易发生感染。

(三)幼儿免疫特点

免疫系统的功能随着婴幼儿生长发育逐渐成熟和完善,皮肤、黏膜屏障功能逐步完善,在此前接触病原微生物的过程中特异性免疫功能也不断增强,体内的分泌型 IgA 在 2～4 岁达到成人水平,此时的幼儿对呼吸道和消化道疾病的抵抗力明显提高。但是,幼儿的免疫功能与年长儿童、成人仍有较大差距,如 IgM 通常在 6～7 岁时才达到成人水平,其他免疫功能在 3 岁之前仍处于较低水平,且此阶段幼儿通常已进入幼儿园开始群体学习与生活,接触外界较广,传染性疾病发生的风险较此前主要生活在家庭环境时要高很多。

2022 年 11 月,国家卫生健康委员会发布《3 岁以下婴幼儿健康养育照护指南(试行)》,其中提及:为婴幼儿提供良好的养育照护和健康管理,有助于儿童在生理、心理和社会能力等方面得到全面发展,为儿童未来的健康成长奠定基础,并有助于预防成年期心脑血管病、糖尿病、抑郁症等多种疾病的发生。

疾病的发生,并非完全取决于婴幼儿的免疫功能,是环境与机体自身多种因素综合作用的结果。足月儿出生时,体内免疫器官和免疫系统均已相当成熟,其免疫功能低下原因与出生后早期未接触抗原、未建立免疫记忆有关。婴幼儿照护者如能了解不同月龄婴幼儿的免疫特点和发展规律,在照护中给予不同月龄婴幼儿回应性预防与照护,不仅可以降低和减少婴幼儿发生疾病的风险,也可以帮助婴幼儿安然度过获得免疫力的过渡时期。

三、婴幼儿免疫系统的回应性照护

维持婴幼儿的健康,需要照护者在了解婴幼儿免疫特点的基础上,提高回应性照护意识,及时回应婴幼儿在营养、温度、睡眠等方面的基本生理需求,更需要根据婴幼儿的免疫缺陷,采取脐带残端消毒、皮肤清洁等针对性的预防措施。

(一)合理喂养

母乳是婴幼儿的最佳食品,母乳中丰富的分泌型 IgA 更是弥补婴幼儿体内免疫球蛋白缺乏的重要途径。4～6个月的婴儿提倡纯母乳喂养,对于某些因母亲患有慢性疾病或用药等原因无法进行母乳喂养的新生儿,应选择优质的代乳品进行喂养。新生儿每日睡眠时间较长,此期间原则上按需哺乳,当新生儿啼哭时通常就是可以进行喂养的信号。在母乳喂养过程中,要指导母亲观察自己的乳汁分泌是否充足,婴幼儿吸奶时是否有力,每日排出的粪便颜色、次数等是否正常。婴幼儿吃完奶后,一般安静入睡,体重日渐增长,并随着母乳喂养时间的持续,与母亲之间的情感纽带逐渐建立。婴幼儿期生长发育速度快,营养相对需求高,消化系统功能虽不断增强但仍不健全,要注意及时、科学地添加辅助食品,防止出现相对性营养缺乏。

(二)保暖

婴幼儿所在房间应阳光充足,经常开窗通风促进空气流通,温度尽量保持在20～22 ℃,湿度55%。婴幼儿皮肤柔嫩,选择贴身衣物时应选择透气、柔软的棉质面料,衣物和包被松紧度应适宜,不要用带子捆绑,避免过紧对皮肤造成压迫或过度摩擦,同时也可保证婴幼儿活动及双下肢屈曲。婴幼儿衣着应简单、宽松、少缝,便于穿、脱,并且利于婴幼儿进行动作的学习与训练。注意按季节、温度增减婴幼儿的衣物与被褥,冬季不宜穿得过厚、过重,以免影响婴幼儿的活动及血液循环。

(三)皮肤照护

新生儿脐带残端脱落一般需10～14天,此过程中脐带残端部分不断发生变化(图7-3),照护者应使用棉签蘸碘附对脐带残端进行消毒,平时保持残端局部清洁、干燥,尿布前沿应向外、向下翻折,勿遮盖脐带残端以避免潮湿乃至感染。

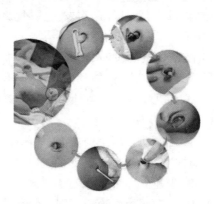

图7-3 脐带脱落的过程

婴幼儿皮肤娇嫩,且新陈代谢旺盛,每日早晚应洗脸、洗脚和清洗臀部,家中有条件的婴幼儿应每日沐浴,出汗多等情况下可适当增加沐浴次数,勤换衣裤。在进行皮肤清洁时,务必仔细检查皮肤的状况,及时发现、记录问题,对眼、外耳道、口腔、鼻腔及臀部进行精心护理。沐浴后,应注意擦干婴幼儿颈部、腋下及腹股沟等皮肤皱褶处。婴幼儿前囟部位头皮容易形成鳞状污垢、痂皮,可涂植物油待痂皮软化后再进行清洗,切勿暴力搓洗以免发生破损。婴幼儿耳部及外耳道,每日应及时清除污垢,鼻腔若有分泌物,用棉签蘸温开水软化、擦除。保持皮肤清洁、完整,是避免婴幼儿通过此途径感染发生疾病的重要原则。

（四）预防意外伤害

随着年龄增长，婴幼儿不断习得新的动作技能，对世界万物的认知不断成熟，而在这个过程中，因本身的动作、认知等方面的限制，环境中的某些因素成为造成婴幼儿身心创伤乃至生命安全的巨大威胁。照护者应与婴幼儿保持较近距离，专人、专心看护婴幼儿，不要在看护过程中从事其他非必要活动。切勿让婴幼儿处在无人看护的状态下，勿让家庭中其他未成年人看护婴幼儿。婴幼儿的模仿能力和学习能力较强，照护者应注意自身的安全行为规范，在日常照护中融入安全相关的教育，教会婴幼儿识别环境中的危险因素，树立安全意识。以上提到的回应性照护要点，是针对婴幼儿免疫功能特点提出的预防疾病的关键，与婴幼儿的睡眠等相辅相成，共同维持、促进婴幼儿的健康。

┃ 第二节　婴幼儿常见疾病及回应性照护 ┃

一、缺铁性贫血

缺铁性贫血是由人体内铁元素缺乏导致血红蛋白合成减少引起的贫血。它是婴幼儿贫血中最常见的类型，以 6 个月～2 岁婴幼儿发病率最高，是我国重点防治婴幼儿常见病之一。

（一）病因

出生后铁摄入量不足是导致婴幼儿发生缺铁性贫血的主要原因。胎儿从母体获得铁元素，以孕晚期获得量最多，故早产、双胎或多胎、胎儿失血或孕母患严重缺铁性贫血等均可使胎儿储铁减少。婴幼儿生长发育速度快，随着体重增加血容量也增加较快，如不及时添加含铁丰富的食物，容易导致缺铁。婴幼儿膳食搭配不合理可影响铁的吸收；迁延性、慢性腹泻不仅会导致铁的吸收不良，还会增加铁的排泄。

（二）主要表现

缺铁性贫血起病缓慢，通常无法确定发病起始时间。婴幼儿外形常呈"贫血貌"，皮肤干燥、毛发枯黄易脱落，指甲不光滑、易断，可见"反甲"现象（图7-4）。婴幼儿早期常烦躁不安或精神欠佳、不爱活动、食欲减退，皮肤、黏膜苍白，以口唇、口腔黏膜、甲床和手掌最为明显。缺铁对全身代谢都有影响，除烦躁不安、对周围环境不感兴趣，患儿还会出现注意力不集中、理解力下降、反应迟缓等现象。由于含铁酶的缺乏导致代谢障碍，可出现食欲不振、身长和体重增长减慢等体格生长指标异常等，少数患儿可能出现爱吃泥土、头发、煤渣等异食癖。

（三）缺铁性贫血患儿的回应性照护

1. 合理安排休息与活动　轻度贫血患儿一般不需要卧床休息，可安排患儿开展喜欢的、力所能及的活动，避免高强度、长时间剧烈运动，需要多休息以免体力消耗过度，出现心悸、心动过速、气促等症状。重度贫血的患儿需要限制活动，应卧床休息。

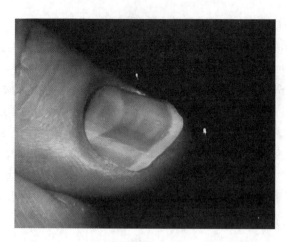

图 7-4 反甲

2.合理安排饮食 注意合理的饮食搭配,纠正患儿偏食的不良习惯。鼓励患儿进食,注意饮食的色、香、味等的调配,以增进患儿的食欲。根据患儿的年龄、消化功能,合理增加含铁质丰富的辅食,如瘦肉、蛋类、鱼、肝、肾、豆类、动物血、含铁性食物(如绿叶菜、水果、大豆、海带、木耳、香菇、玉米、芝麻)等。提倡母乳喂养,按时添加含铁辅食或铁强化食品,如铁强化奶等。如果是早产儿或低体重儿,照护人员应遵医嘱在 2 个月时给予铁剂补充。

3.正确服用铁剂 缺铁性贫血患儿需要遵医嘱服用铁剂。为减少铁剂对胃肠道的刺激,宜在两餐之间服用,维生素 C、果汁同服利于铁剂吸收,牛乳、钙片、茶或咖啡同服则会抑制铁的吸收。铁剂是黑色液体,直接服用会将婴幼儿牙齿染黑,应使用吸管服药。服用铁剂期间,婴幼儿大便颜色会变深、变黑,停药后恢复正常。口服铁剂可能会产生一些不良反应,如恶心、呕吐、腹泻或便秘、胃部不适或疼痛等,可根据医嘱减量或停药几天,症状好转后再从小剂量开始重新补充。

4.心理照护 患儿在不同程度的贫血情况下,运动时耗氧量增大,常出现呼吸急促、乏力等不适,因此贫血患儿常较为安静,不爱活动。与其他活泼好动的同龄幼儿不同,缺铁性贫血患儿可能因较少参加运动量较大的集体活动,产生情绪低落、沮丧及孤独感。婴幼儿照护者除要重点观察患儿出现的主要躯体表现外,也要在贫血患儿无法参与集体活动时多加陪伴,鼓励、辅助患儿参加活动强度低的游戏与活动,促进患儿早期发展和心理健康。

二、急性上呼吸道感染

急性上呼吸道感染,俗称"感冒",是指发生在婴幼儿上呼吸道的感染,包括鼻、咽、喉、扁桃体等部位,是婴幼儿常见疾病,且反复发作,一年四季均可发病,季节交替时节发病率更高。

(一)病因

引起急性上呼吸道感染的原因主要是病毒和细菌,但 90% 以上是病毒。病毒感染后可继发细菌感染,常见的细菌有溶血性链球菌、肺炎链球菌、流感嗜血杆菌等。

（二）主要表现

1. 一般上呼吸道感染

婴幼儿通常表现以全身症状为主，起病急，多伴有高热，体温可达 39～40 ℃，常持续 2～3 天至 1 周左右，此期间可能发生高热惊厥，需引起高度警惕。新生儿和婴儿可能会因为鼻塞影响呼吸而拒乳。此外，患儿还可伴有胃肠道症状如呕吐、腹泻，会烦躁不安。

2. 特殊类型上呼吸道感染

（1）疱疹性咽峡炎。疱疹性咽峡炎是由柯萨奇 A 组病毒感染引发的上呼吸道感染，好发于夏、秋两季。婴幼儿出现高热、咽痛、流涎、厌食等，咽部常有充血，舌面之上口腔黏膜上有多个 2～4 mm 大小的灰白色疱疹，周围有红晕，表皮破后形成小溃疡。病程约 1 周。

（2）咽结合膜热。咽结合膜热是由腺病毒感染引起的上呼吸道感染，好发于夏、秋两季，可散发或造成小流行。临床表现为高热、咽痛、眼部刺痛、结膜炎，颈部、耳后淋巴结肿大，有时伴有消化道症状。体检可见咽部充血，可见白色点块状分泌物，周围无红晕，易剥离。病程 1～2 周。

（3）流行性感冒。流行性感冒简称流感，是由流感病毒、副流感病毒感染引起的上呼吸道感染，具有明显的流行病学史。起病前有 1～3 天潜伏期，起病初期传染性最强。典型流感以全身症状为主，临床表现为发热、头痛、咽痛、全身乏力、肌肉酸痛等，有时可引起支气管炎、中耳炎、肺炎等并发症。体检可见咽部充血、眼结膜外眦充血等。

知识链接

高 热 惊 厥

惊厥是多种原因引起脑部神经元细胞异常放电导致的全身或局部肌肉不自主收缩，发生时常伴有意识障碍，是原发疾病引起的一种症状。婴幼儿大脑皮层细胞分化不完全、神经髓鞘发育未完善、兴奋性冲动易于泛化，发生惊厥较成人高 10～15 倍，是婴幼儿时期常见的急症。

高热是婴幼儿惊厥最常见的原因，6 个月～3 岁婴幼儿发生率较高。高热惊厥多发生在发热性疾病早期，婴幼儿体温骤升至 38.5～40 ℃或更高时发生。惊厥发作时，可见婴幼儿四肢强直性或痉挛状抽动，两眼上翻，口吐白沫，牙关紧闭，若口中分泌物进入气道可引发呛咳、窒息。一般高热惊厥发作时间较短，发作数秒或数分钟后自行停止，严重者发作时间长达数十分钟或反复发作。一次发热性疾病中很少频繁发作，发作后婴幼儿意识恢复迅速。

（三）急性上呼吸道感染患儿的回应性照护

1. 一般护理 患儿居住环境应保持空气清新，室温保持在 18～22 ℃，湿度为 50％～60％。应注意休息，高热时减少活动。注意保持患儿的口腔清洁，可在饭后喂少量温开水或漱口以清洁口腔。可在患儿的口唇部涂抹油脂避免干燥裂开。应保证患儿的营养和水分充足,但注意选择清淡易消化的食物,忌生冷、油腻、辛辣、过甜或过咸的食物。婴儿哺乳时须取头高位或抱起喂养,避免发生呛咳,可以用小勺或者滴管慢慢喂。有呼吸困难的患儿可少量多餐。

2. 体温调节　密切监测患儿的体温,每 4 小时测温一次并做好记录,高热患儿每 1~2小时测温一次。避免患儿的衣被过厚而影响散热。高热患儿应卧床休息,可以使用 32~34 ℃的温水擦浴或冷敷等方式退热,处理后 1 小时重测体温。鼓励患儿多饮温开水,退热时应注意防止患儿因大量出汗而出现虚脱,需及时为患儿补充水分、擦干汗液、更换衣物,以防受凉。注意观察患儿精神状态,以防高热惊厥。应严格按照说明书或遵医嘱为患儿使用退热药,并注意观察用药效果和不良反应。

若患儿体温持续升高出现惊厥,照护人员应立即将患儿侧卧,松解衣领,可在其背后垫枕头等维持体位,使其口中分泌物从嘴角流出,防止窒息。观察患儿所处位置是否安全,避免从床上或椅子等处跌落造成肢体损伤。惊厥发作过程中,照护者不应大声呼喊、大力摇晃、强行按压患儿。以往在惊厥的急救处理中,有不少陈旧、错误的做法,比如手掐或针刺人中、在患儿双齿之间塞硬物防止舌咬伤、强行按压肢体等,这些做法已被证实不仅无法制止或减轻惊厥,反而会对患儿造成更大损伤,婴幼儿照护人员不应再使用此类做法。

3. 鼻咽部照护　保持患儿鼻部清洁,鼻部周围可涂抹油脂以防经常擦鼻涕而造成皮肤损伤。避免患儿用力擤鼻涕,以免造成炎症经咽鼓管发展而导致中耳炎。鼻塞时,可使用热毛巾热敷患儿的鼻额区或按摩迎香穴等方法通鼻。若鼻塞严重,可在清理完患儿的鼻腔分泌物后,遵医嘱使用 0.5％麻黄碱液滴鼻缓解症状,每天 2~3 次,每次 1~2滴。滴鼻时,患儿取头低位。患儿咽部充血不适时,可以遵医嘱给予适量的润喉片或雾化吸入缓解症状。

4. 心理照护　对于发热的患儿,照护人员应根据其病情程度,在婴幼儿身体状况允许的情况下,陪伴婴幼儿进行阅读绘本、玩玩具等幅度和强度较小的活动,满足患病婴幼儿的心理需求,更利于疾病的恢复。

三、口炎

口炎是指发生于口腔黏膜的炎症,多由真菌、病毒及细菌引起,婴幼儿发病率高。口炎四季皆可发生,可单独发病,也可继发腹泻、营养不良等全身性疾病。

(一)病因

我国婴幼儿口炎多因病毒和真菌引起,细菌感染引起的口炎已较少见。常见的婴幼儿口炎主要有鹅口疮、疱疹性口炎和溃疡性口炎。鹅口疮由白色念珠菌感染所致,疱疹性口炎由单纯疱疹病毒感染所致,溃疡性口炎由链球菌、金黄色葡萄球菌等细菌感染所致。新生儿、营养不良、慢性腹泻、长期服用抗生素的患儿因机体免疫力低下,常发生此病。喂养时乳头不洁、奶具消毒不严格,或婴幼儿口腔未及时清洁都是导致口炎发生的因素。

(二)主要表现

1. 鹅口疮　患儿口腔黏膜上附着白色或灰白色乳凝块样小点或小片状物,好像覆盖了一层白雪(图 7-5),因此鹅口疮又被称为"雪口病"。此白色状物可逐渐融合成大片,用棉签擦拭时不易拭去,若强行擦拭剥离,会引起局部黏膜发红,甚至出血。黏膜的此种改变主要发生在颊黏膜,有时舌、齿龈和上颚也可波及。

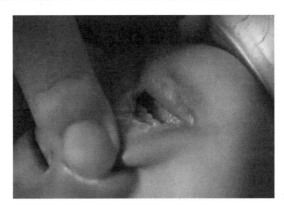

图 7-5　鹅口疮

鹅口疮患儿的病变部位无疼痛、不流涎,不影响进食。鹅口疮严重的患儿,白色斑膜甚至可蔓延至咽喉、食管甚至呼吸道,从而出现呕吐、吞咽困难、声音嘶哑或呼吸困难等症状。

2. 疱疹性口炎　疱疹性口炎患儿的齿龈、口唇、舌和颊黏膜,有时甚至上颚及咽部的口腔黏膜,会出现单个或成簇、直径约 2 mm 的小疱疹。疱疹周围有红晕,破溃后形成浅表溃疡,有黄白色纤维素性分泌物覆盖。疱疹性口炎患儿疼痛明显,可出现发热,但体温一般在 3～5 天恢复正常。

3. 溃疡性口炎　溃疡性口炎患儿口腔黏膜常先充血水肿,后形成糜烂或溃疡,表面有边界清楚的灰白色或黄色假膜覆盖,用棉签可轻易拭去。患儿因溃疡而感觉明显疼痛,出现拒食、流涎、烦躁哭闹等现象,体温可升至 39～40 ℃。

（三）口炎患儿的回应性照护

1. 口腔照护　不同口炎需选择不同的溶液清洁口腔后涂抹药物。鹅口疮患儿应用 2% 碳酸氢钠溶液清洁口腔,疱疹性口炎和溃疡性口炎患儿用 3% 过氧化氢溶液清洁口腔。鹅口疮患儿可局部涂抹 10 万～20 万 U/mL 制霉菌素鱼肝油混悬溶液;疱疹性口炎患儿可局部涂抹碘苷溶液,也可喷西瓜霜、锡类散;溃疡性口炎患儿可在溃疡处涂 5% 金霉素鱼肝油、锡类散等。

鼓励患儿多饮水,进食后漱口以保持口腔黏膜湿润、清洁。口炎会引起疼痛进而导致流涎增多,照护人员应及时为患儿擦去皮肤上的分泌物,保持皮肤干燥、清洁。涂药前应先用纱布或干棉球塞在婴幼儿舌头下方颊黏膜腮腺管口处或舌系带两侧,以防唾液分泌冲掉药物。吸干涂药表面后,将药物涂于患处。药物涂抹后需保持患儿嘴巴闭拢 10 分钟,取出纱布或棉球后不可立刻漱口、饮水或进食。

2. 饮食照护　为避免刺激口腔病变部位,口炎患儿的食物应以温凉的流质或半流质为宜,避免摄入刺激性、粗硬的食物。口腔黏膜糜烂或溃疡引起剧烈疼痛并影响进食的患儿,可遵医嘱局部涂抹 2% 利多卡因止痛,以保证患儿能够正常进食,促进营养的摄取。

3. 心理照护　口炎患儿多会出现口腔疼痛或不适感,影响进食及睡眠,患儿常出现烦躁不安、哭闹等现象。照护人员除了遵医嘱为患儿进行口腔清洁和上药外,也可通过与患儿游戏等方式,转移发病过程中患儿注意力,减轻疼痛对患儿饮食和睡眠造成的负面影响。

四、腹泻

腹泻是一组由多病原、多因素引起的以大便次数增多和大便性状改变为特点的消化道综合征,常伴有水、电解质和酸碱平衡紊乱等现象。腹泻是我国婴幼儿常见的疾病之一,6 个月～2 岁间发病率高,1 岁内婴儿发病占半数以上。

(一)病因

婴幼儿胃酸、消化酶等分泌量少且活性低,血清免疫球蛋白及分泌型 IgA 含量低,肠道正常菌群未形成或不稳定等消化系统问题,加上生长发育高峰期对食物和水分需求量大、食物转换等因素,导致婴幼儿更易发生胃肠道功能紊乱及感染。肠道内感染是腹泻病最常见且较严重的类型,秋季腹泻多以轮状病毒引起,夏季腹泻则以大肠埃希菌引起多见。婴幼儿患中耳炎、上呼吸道感染、肺炎等肠道外疾病时,常伴有轻微腹泻症状。喂养不定时,饮食量不当,过早添加淀粉、脂肪类食物,饮食中纤维素、果糖含量过高等均可引起婴幼儿腹泻。天气过热或气候转凉等因素也可致腹泻。

(二)主要表现

大便次数增多、大便性状改变往往是最明显、最早被发现的症状。症状较轻的患儿,大便次数增多但一般每日不超过 10 次,量少,大便稀薄或带水,呈黄色或黄绿色,有酸臭味,常可见到白色或黄白色奶瓣、泡沫。症状较重患儿,大便次数增至每日十余次甚至几十次,呈黄绿色水样或蛋花汤样,量多,可有少量黏液。少数患儿甚至出现血便。腹泻患儿往往会出现食欲减退,伴有腹部不适或腹痛等症状,部分患儿可出现腹胀、呕吐。腹泻较轻患儿体温大多正常,严重者出现不同程度发热,一般以中、低热为主。

腹泻期间,大量的水分、电解质及碱性物质随患儿粪便、呕吐物等排出,出现各种相应表现。伴随脱水时,患儿眼眶、囟门凹陷,眼泪、尿量减少,皮肤弹性变差,口唇黏膜变干燥,严重脱水者可出现休克。低钾的腹泻患儿四肢肌张力减低、反应差,肠鸣音减少甚至消失,腹胀、腹部隆起。低钙时,患儿四肢抽搐。代谢性酸中毒患儿嘴唇颜色可变成樱桃红色。

(三)腹泻患儿的回应性照护

1. 饮食调整

腹泻且伴有严重呕吐的患儿,应暂停进食 4～6 小时,但不应停止水分摄入,呕吐减轻后再根据喂养方式进行饮食调整。没有呕吐的腹泻患儿应根据喂养方式进行饮食调整,母乳喂养的患儿可继续喂母乳,但应减少喂乳次数并缩短每次喂乳的时间,停喂新的辅食,待病情好转后再重新添加;人工喂养的患儿应暂停乳类摄入,改喂米汤、酸奶、豆浆等,大便次数减少后可喂稀粥、烂面条等流质、半流质食物。腹泻患儿应少量多餐,防止摄入过多加重胃肠道负担,待病情好转后过渡至正常饮食。

2. 臀部照护

一次性尿布透气性较差,婴幼儿腹泻时臀部皮肤长时间受到粪便刺激,臀部皮肤容易发红继而破损,发生尿布皮炎。发生腹泻后,应加强患儿的臀部照护,尽量更换成吸水性强、柔软的纸质或纱布尿布,勤更换、勤观察,发现婴幼儿排便后及时用温水清洗臀部并擦干。若患儿臀部的皮肤已经发红,可遵医嘱涂抹 5% 鞣酸软膏或 40% 氧化锌油以促进局部血液循环。若患儿臀部皮肤已经发生破损、糜烂,可在清洁臀部后将患儿俯卧,患处暂不包裹尿布,注意保暖的前提下使其暴露在空气中或阳光下,促进患处愈合。

照护者应注意观察并记录患儿大便的次数、颜色、量以及性状变化。若患儿出现发热,应注意按时测量并记录体温,患儿体温过高时,应及时采取温水擦浴或药物降温等。

知识链接

尿布皮炎及分度

尿布皮炎俗称尿布疹、红屁股,是臀部尿布包裹区域发生的局限性皮肤炎症。1 岁内婴儿臀部皮肤长期受尿液、粪便及漂洗不净的尿布刺激、摩擦或局部湿热引起皮肤潮红、溃破甚至糜烂。

轻度尿布皮炎主要表现为臀部皮肤血管充血、发红。

重度尿布皮炎可分为三度:Ⅰ度表现为局部皮疹;Ⅱ度可见皮疹破损并伴有脱皮现象;Ⅲ度时皮疹融合成片状,有较大面积糜烂或表皮脱落,甚至扩展至大腿、腹壁等邻近部位,可因皮肤破损进一步引起感染,甚至引发败血症,应及早处理。

五、高危儿

高危儿是指在胎儿期、分娩过程中或新生儿期受到各种高危因素影响,已经发生或可能发生危重疾病的婴幼儿。早产、出生低体重儿、出生并发症的新生儿等,均属于高危儿。高危儿通常出生时机体功能较健康足月儿更不成熟,且可能已经经受疾病对机体功能的影响,在婴幼儿期更加容易罹患各种常见疾病,尤其需要加强照护。

(一)高危因素

胎儿期,孕母有糖尿病、高血压、感染、慢性心肺疾病等疾病;孕母有吸烟、吸毒或者酗酒史;孕母年龄大于 40 岁或小于 16 岁;孕期有阴道流血、先兆子痫、子痫、胎膜早破、胎盘早剥、前置胎盘等病史,均可能导致高危儿的出生。

分娩过程中,出现难产、手术产、急产、产程延长;分娩时使用镇静或止痛药物。早产儿、低出生体重儿、多胎、巨大儿、窒息、高胆红素血症、缺氧缺血性脑病、感染性疾病、患有遗传病或遗传代谢疾病等,是导致高危儿出生的常见后天因素。

(二)主要表现

因以上先天或后天因素的影响,高危儿出生后常存在外观、行为及发育方面比较特殊的现象,照护人员在照护过程中应对这些特殊婴幼儿的表现进行识别,发现异常及时提醒婴幼儿家长送医诊治。

高危儿通常全身消瘦,因而显得头部较大,四肢和躯干等身体的其他部分因皮下脂肪少甚至消失而显得更加瘦小,腹部不像其他足月儿的饱满、隆起状,通常都是凹陷的。因骨骼发育不成熟,颅骨骨缝较大,头发稀疏、无光泽,乱如绒线头。高危儿可常出现睡眠问题,如整天哭闹、不睡;喂养困难,体重偏轻;头、下颌、四肢频繁抖动;手脚经常用力屈曲或伸直;生长发育落后于同龄儿,动作、语言等发育落后较为明显;视、听反应差,眼神呆滞。

(三)高危儿的回应性照护

1.保暖 高危儿体弱、免疫力低下,居室要保持空气新鲜,注意通风。冬季室温以24～25 ℃为宜,夏季保持在 27～28 ℃,湿度保持在 50%～60%,尽量减少其他人员探视。

2.皮肤照护 高危儿通常皮肤更薄,早期可能存在水肿等现象,在进行皮肤清洁时要轻柔,避免用力擦洗。挑选透气性较好的尿布,勤换尿不湿,大小便后保持臀部皮肤干燥,预防尿布疹。每天洗 1 次澡,但不必每天使用洗浴产品,洗浴产品应严格挑选适合肤质、无刺激的。高危儿的衣物尽量使用全棉制品,经常清洗更换,被褥经常晾晒,保持卫生。

3.睡眠照护 高危儿常有睡眠问题,居室中应安装可以调整光线、声音、温度的设备,创造适合睡眠的环境。新生儿睡眠时间长,而早产儿胎龄越小睡眠时间越多,照护者应注意除按时喂奶外,尽量不要打扰高危儿的睡眠。洗澡、换衣、换尿布、喂药、吃奶等照护时间要集中。

4.健康监测 密切观察高危儿的生长发育,婴幼儿家长可以在家进行体重、身长的测量,观察孩子动作、语言的发育情况,做好记录。定期到专科医院监测生长发育状况,早期发现异常情况并寻求专业的干预,尽可能减少儿童生长发育障碍、行为问题和其他严重并发症的发生。

5.心理照护 高危儿的家庭成员因高危儿的出生常怀有预期性悲哀,对高危儿在日常生活中的健康状况和照护较为敏感,常会通过减少高危儿与外界环境及人的接触来保护高危儿。但是这种做法会对高危儿的心理发展造成较大的影响,并因此错过高危儿早期发展的良好时机。照护人员不仅应加强照护过程中对高危儿的观察,也应在预防为主的基础上,尽量给予高危儿和其他健康婴幼儿一样平等发展的机会。在与高危儿家长沟通交流时,应该积极转达高危儿在机体健康和早期发展中取得的进步,树立高危儿家长的信心,共同促进高危儿的健康成长。

第三节　婴幼儿传染性疾病及回应性照护

一、手足口病

手足口病是由肠道病毒引起的急性传染病。本病典型表现为患儿手、足、口腔等部位出现小疱疹或小溃疡,也因此得名。多数患儿 1 周左右自愈,少数患儿可引起心肌炎、肺水肿、无菌性脑膜炎等并发症,甚至死亡。

（一）病因

引发手足口病的肠道病毒有 20 多种血清型,以柯萨奇病毒 A16 型和肠道病毒 71 型最为常见。引起手足口病的病毒喜湿热,75％的医用酒精不能使其灭活,对紫外线、漂白粉等敏感。

患儿和隐性感染者为传染源,成人多为隐性感染,感染后不出现症状,通过密切接触的方式传播。婴幼儿接触到含有病毒的唾液、粪便污染的手、各种玩具、衣物等,或者接触到被病毒污染的水源等,病毒经口鼻进入呼吸道和消化道引起感染。在疾病流行期间,学校和幼托机构可出现集体感染和家庭聚集发病的现象。婴幼儿免疫功能不成熟,出入人员密集的场所,缺乏良好的生活卫生习惯,容易患此病。

感染后婴幼儿只获得该类型病毒的免疫力,对其他类型的病毒缺乏免疫,因此可反复感染。人群普遍易感,以 5 岁以下婴幼儿发病为主,小于 3 岁发病率最高。流行广泛,四季皆可发病。

（二）主要表现

患儿常有发热,体温多在 38 ℃以上,1～2 天恢复正常,同时伴有头痛、咳嗽、流涕等症状,精神状态差。发热 1～2 天后,口腔黏膜、唇内或咽峡部出现散发性疱疹,疱疹大小如粟米,周围伴有红晕出现(图 7-6),疱疹破溃后会出现溃疡。口腔疱疹破损后,患儿往往疼痛难忍,不愿进食。口腔疱疹出现后 1～2 天,患儿手掌、足底及臀部出现丘疹样皮疹,脚底最多,疱疹呈圆形、椭圆形或扁平形颗粒,不痛不痒,疱疹破裂后有液体流出。发病 7～10 天可以自行痊愈,不会留下疤痕。

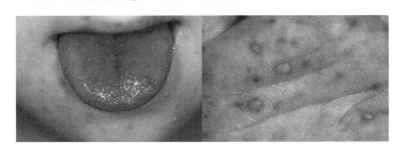

图 7-6　手足口病患儿口腔及手掌疱疹

少数病毒会侵犯神经系统、肺等,诱发炎症,导致脑水肿、神经源性肺水肿、循环衰竭等,危及患儿生命。肠道病毒 71 型引起的手足口病可为重型,患儿持续高热,体温高于 39 ℃,口服退热药物效果不理想。患儿精神萎靡、头痛、恶心呕吐、肢体无力、站立不稳或坐不稳;呼吸节律不齐,口唇发绀;心率增快或减慢、出冷汗、四肢发凉。

（三）手足口病患儿的回应性照护

1. 体温调节　患儿居住的房间室温应保持在 20 ℃左右。手足口病患儿一般为低热或中热,可让患儿多饮水、多休息,酌情减少活动。若患儿体温超过 38.5 ℃,在医生的指导下服用退热剂。发热期间,要加强体温监测,对有高热惊厥史的患儿,做好预防措施。退热期出汗后要及时更换衣服,防止受凉。

2. 口腔照护　保持患儿口腔清洁,饭前饭后用温水漱口,预防继发细菌感染。口腔有糜烂时,可遵医嘱为患儿涂抹金霉素、鱼肝油或溃疡散,以减轻疼痛,促使糜烂早日愈合。可遵医嘱让患儿口服 B 族维生素、维生素 C,促使糜烂早日愈合。

3. 皮肤照护　每晚给患儿洗澡,并更换柔软的棉质内衣。洗澡时,切勿使用肥皂、沐浴露。剪短患儿指(趾)甲,以免患儿挠破皮疹。患儿的内衣要宽松、透气。患儿可穿长衣袖、长裤,用衣袖和裤脚将手脚包住。手足部的皮疹初期可涂炉甘石洗剂止痒,待有疱疹形成或疱疹破溃时可涂 0.5% 碘附或康复新液。患儿出汗后应及时为其清洁皮肤,更换衣被,保持床单平整、清洁、无渣屑。加强患儿的臀部护理,如有感染局部可外用抗生素药膏。

4. 饮食照护　患儿的饮食应以清淡、温性、可口、易消化的流质或半流质的食物为主,应禁止患儿食用冰冷、辛辣、咸等刺激性食物。

二、水痘

水痘是水痘-带状疱疹病毒感染引起的急性传染病,主要发生在婴幼儿和学龄前儿童,冬春两季多发,传染力强。

(一)病因

水痘-带状疱疹病毒在外界环境中生存力低下,不耐热、酸,能被乙醚等消毒剂灭活。人类是唯一宿主,患者为唯一传染源,皮疹出现前 1~2 天至疱疹完全结痂期间为主要传染期。水痘传染性强,主要经呼吸道飞沫或直接接触传染。婴幼儿是易感人群,但 6 个月以下的婴儿较少见。

(二)主要表现

水痘的潜伏期一般为 12~21 天。起病较急,婴幼儿出现发热、头痛、全身倦怠、恶心、呕吐、腹痛等全身症状,同时出现皮疹。皮疹常最先出现在婴幼儿头皮、躯干受压部位,初为粉红色小斑疹,迅速转变为米粒状大小的圆形水疱,压之有紧张感,周围明显红晕,水疱的中央呈脐窝状,口腔、咽部、眼结膜、外阴、肛门等处均有分布。出疹期内皮疹相继分批出现,由细小的红色斑丘疹变为疱疹,继而结痂、脱落,一般不留瘢痕。出现水疱后,婴幼儿患处疼痛和痒感明显,若抓扰后继发感染会留下轻度凹痕。婴幼儿此期可出现高热。

(三)水痘患儿的回应性照护

1. 体温调节　水痘患儿中低热时,可采取物理降温方法,如多饮水、用温水擦浴等,但应注意避开痘疹擦拭,防止皮肤进一步损伤。发热至 38.5 ℃以上时,应在医生建议下使用布洛芬、对乙酰氨基酚等退热药物,禁用阿司匹林,以免增加 Reye 综合征的危险。

2. 皮肤照护　及时更换婴幼儿衣物及被褥,皮肤清洁时应注意动作轻柔,防止用力擦洗引起疼痛或擦破痘疹。水痘患儿痛、痒感较为明显,为避免抓破痘疹,特别注意不要抓破面部的痘疹,以免疱疹被抓破引起化脓感染或留下瘢痕,应剪短婴幼儿的指甲,用纱布包起或佩戴小手套,保持婴幼儿手的清洁。

3. 清洁消毒　对接触疱疹破损流出液体的婴幼儿衣物、被褥、毛巾、敷料、玩具、餐具等,分别采取洗、晒、烫、煮、烧等方法消毒,避免与其他家庭成员或婴幼儿接触或共用。定时对患儿居室进行开窗通风,有条件者可对居室进行紫外线消毒。

三、风疹

风疹是由风疹病毒引起的急性呼吸道传染病,包括先天性感染和后天获得性感染。风疹一年四季均可发生,以冬春季发病为多,婴幼儿是易感人群。一般病情较轻,病程短,预后良好,极易引起暴发传染,是家庭和托育机构应引起重视的传染性问题之一。

(一)病因

风疹病毒是 RNA 病毒,是限于人类的病毒,在体外的生存能力弱,不耐热,对紫外线、乙醚等均敏感。患者是风疹唯一的传染源,隐性感染者较多,是易被忽略的重要传染源。患者的口、鼻、咽分泌物以及血液、大小便中均可分离出病毒。传染期主要在发病前 5~7 天和发病后 3~5 天,起病当天和前一天传染性最强。风疹主要由飞沫经呼吸道传播,人与人之间密切接触也可传染。

(二)主要表现

风疹的潜伏期为 14~21 天。前驱期一般为 1~2 天,婴幼儿出现低热或中度发热、头痛、食欲减退、疲倦、乏力现象,以及咳嗽、打喷嚏、流涕、咽痛、结膜充血等上呼吸道感染症状,个别患儿可出现呕吐、腹泻、鼻出血、齿龈肿胀等。

婴幼儿发热后 1~2 天开始出现皮疹。面颈部皮疹通常最早出现,迅速扩展至躯干、四肢,1 天内可布满全身,但手掌、足底通常不出疹。皮疹初起呈细点状淡红色斑疹、斑丘疹或丘疹,直径为 2~3 mm。面部、四肢远端皮疹较稀疏,躯干尤其背部皮疹密集,融合成片。躯干皮疹一般持续 1~4 天后消退,婴幼儿耳后、枕后、颈部淋巴结出现肿大,有结膜炎或伴有关节疼痛等表现。部分风疹患儿只有发热、上呼吸道感染、淋巴结肿痛而无皮疹。

(三)风疹患儿的回应性照护

风疹患儿一般症状较轻微,不需要特殊治疗,主要针对出现的症状加强照护。

1. 体温调节 风疹患儿应注意休息,居室内温度应保持在 20 ℃左右。注意观察风疹患儿体温,衣物应适量,棉质、宽松为宜,若患儿体温超过 38.5 ℃,在医生的指导下服用退热剂,对有高热惊厥史的患儿,做好预防措施。

2. 皮肤照护 风疹患儿一般在潜伏期和前驱期并无痒感,但出疹期不同部位出疹后患儿感觉到不适。为避免患儿抓挠皮肤,应及时修剪患儿指(趾)甲,小婴儿可用纱布包起或戴上小手套。出疹部位可涂炉甘石洗剂止痒,待有疱疹形成或疱疹破溃时可涂 0.5% 碘附或康复新液。患儿若有出汗应及时为其清洁皮肤,更换衣被,保持床单平整、清洁、无渣屑。

3. 饮食照护 患儿的饮食应以清淡、温性、可口、易消化的流质或半流质的食物为主。应禁止患儿食用冰冷、辛辣、咸等刺激性食物。

四、诺如病毒性胃肠炎

诺如病毒感染性腹泻又称诺如病毒性胃肠炎,是由诺如病毒感染引起的急性肠道传染病,属于感染性腹泻病。诺如病毒能在恶劣环境中存活,耐低温、耐酸,不易消灭,是引起散发性和全球暴发流行性肠胃炎最主要的病因。诺如病毒每隔几年就会出现新变异株,并引起全球性胃肠炎的流行。

（一）病因

诺如病毒以粪-口途径传播为主,传染性强,通过污染的食物、水源以及患者的排泄物和呕吐物传播。污染的手、物体、用具以及呕吐物产生的气溶胶也可传播病毒。通常在学校、托育机构及社区等场所容易暴发疫情。

患者、隐性感染者及病毒携带者为本病的主要传染源。接触过患者,如照顾患者、与患者分享食物或共用餐具等也可造成感染。患者在感染病毒后的 3～4 天至症状消失后的 2 天均具有较强的传染性。人群普遍易感,且病毒容易发生变异,大部人会反复感染。诺如病毒全年都能感染,每年 11 月至次年 3 月为高发期,因此又被称为"冬季呕吐病"。

（二）主要表现

本病潜伏期多为 24～48 小时,最短 12 小时,最长 72 小时。患儿常突然发病,呕吐症状较为普遍,原发感染患者的呕吐症状明显多于继发感染者,有些患儿的症状仅表现为呕吐。

部分患儿会伴有轻度的发热、头痛、肌肉痛、寒战等症状,体温超过 38 ℃。24 小时内腹泻 4～8 次,粪便为稀水便或水样便,无黏液脓血,同时伴有腹痛。严重的患儿会出现脱水,死亡病例十分罕见。本病具有自限性,一般感染后,病程通常持续 1～3 天,即可自行痊愈。

（三）诺如病毒性胃肠炎患儿的回应性照护

1. 饮食照护　呕吐严重的患儿,可禁食 4～6 小时,期间应注意补充水分。患儿饮食以流质、清淡为宜,可由少到多、由稀到稠。呕吐不严重的患儿,用口服补液盐补充水分和流失的电解质。

2. 皮肤照护　腹泻的患儿容易引起尿布皮炎或皮肤破损,每次便后应用流动的水清洗,并保持舒爽。皮肤症状严重的患儿,必要时可用护臀膏进行护理。

3. 隔离和消毒　患儿的饮食用具和生活用品应专人专用,避免与家人密切接触。发生呕吐和腹泻后,应及时清理和消毒,清理时应做好防护,戴好口罩和手套。用纱布、抹布等一次性吸水材料蘸取有效氯浓度为 5000～10000 mg/L 的消毒液后,完全覆盖呕吐物等污染物,小心清除干净。清理的污染物按医疗废物集中处置,或在含有效氯浓度为 5000 mg/L 的消毒液中浸泡 30 min 后处理。厕所、马桶等可用有效氯浓度为 5000～10000 mg/L 的消毒液浸泡 30 min 以上。清洁使用的拖把、抹布等工具以及盛放污染物的容器等,必须使用有效氯浓度为 5000 mg/L 的消毒液浸泡 30 min,彻底冲洗后才可再次使用。

五、流行性腮腺炎

流行性腮腺炎是由腮腺炎病毒引起的急性呼吸道传染病,婴幼儿是发病率较高群体。冬、春两季是流行性腮腺炎好发季节,人是唯一传染源,易感婴幼儿接触该病患者后一般在 2～3 周发病。

（一）病因

流行性腮腺炎的病原体是腮腺炎病毒。该病毒可在－70 ℃存活数年,可被乙醚、氯仿、福尔马林、56 ℃条件下 20 分钟紫外线所灭活。流行性腮腺炎主要经呼吸道传播,病毒可存在于患者唾液、鼻涕、痰液当中,通过空气传播或飞沫传播,也可通过被感染者唾液污染的衣服、玩具或公共用品间接传染。

（二）主要表现

患儿受感染后,大多无前驱症状,部分患儿有倦怠、畏寒、食欲不振、低热、头痛等症状。患儿会出现一侧腮腺肿大或两侧腮腺同时肿大,2～3 天内达高峰,面部一侧或双侧因肿大而变形,局部疼痛、过敏,开口及咀嚼时疼痛明显,含食酸性食物时胀痛会加剧,常可波及邻近的颌下腺、舌下腺及颈部淋巴结。腮腺肿一般持续 5 天左右,之后逐渐消减,整个病程为 7～12 天。患儿并发病毒性脑炎时可出现头痛、持续发热、呕吐、精神差,甚至抽搐。患儿若并发胰腺炎,常出现剧烈腹痛、腹胀、呕吐、发热等症状。

（三）流行性腮腺炎患儿的回应性照护

1. 一般照护　患儿应隔离在家直至腮腺完全消肿。患儿应卧床休息,注意口腔卫生,餐后用生理盐水漱口。体温达 38.5 ℃以上的患儿可遵医嘱使用解热镇痛药。

2. 饮食照护　患儿饮食以易咀嚼、易消化、清淡的食物为主。鼓励患儿少量多次饮水,保证液体摄入量,避免饮用酸性饮料。发热温度较高的患儿食欲差时,应补充水、电解质和能量,以减轻症状。并发胰腺炎的患儿应及时送院治疗,期间需要禁食,照护者应根据医嘱酌情为患儿及时补充水分,并密切观察患儿病情。

3. 局部照护　可用毛巾局部冷敷或中药外敷患儿肿胀的腮腺来消肿止痛。患儿睾丸胀痛时,可用棉花垫和丁字带托起消肿止痛。

扫码在线
答题

参 考 文 献

[1] 特里·乔·斯威姆.科学照护与积极回应:适宜0~3岁婴幼儿发展的课程(第9版)[M].洪秀敏,朱文婷,张明珠,等译.北京:北京师范大学出版社,2021.

[2] Jean Barbre.婴幼儿回应式养育理论[M].牛君丽,译.北京:中国轻工业出版社,2020.

[3] 崔焱,张玉侠.儿科护理学[M].7版.北京:人民卫生出版社,2021.

[4] 张学军,郑捷.皮肤性病学[M].9版.北京:人民卫生出版社,2018.

[5] 陈荣华,赵正言,刘湘云.儿童保健学[M].5版.南京:江苏凤凰科学技术出版社,2017.

[6] 秦金亮.基于证据的学前教育需求与质量研究[M].北京:北京师范大学出版社,2018.

[7] 黛博拉·卡莱尔·所罗门.RIE育儿法[M].邢子凯,译.北京:北京联合出版公司,2018.

[8] 珍妮特·冈萨雷斯-米纳,黛安娜·温德尔·埃尔.婴幼儿及其照料者:尊重及回应式的保育和教育课程(第8版)[M].张可颐,张萌,译.北京:商务印书馆,2016.

[9] 沈立.舌尖上的教育——中国食育的理念与实践[M].石家庄:河北科学技术出版社,2021.

[10] 吴美蓉,朱晨晨.0~3岁婴幼儿家庭教养指导[M].南京:东南大学出版社,2022.

[11] 宋彩虹.幼儿生活活动保育[M].上海:华东师范大学出版社,2020.

[12] 尹传松,黄丽娥,吴蓉.婴幼儿生活照顾[M].长春:吉林大学出版社,2021.

[13] 徐千惠.0~3岁婴幼儿照护与保育[M].上海:复旦大学出版社,2020.

[14] 李立新,龚长兰.婴幼儿回应性照护[M].北京:中国人口出版社,2022.

[15] 小土大橙子.婴幼儿睡眠全书[M].北京:中信出版集团,2020.

[16] 马克·维斯布朗.婴幼儿睡眠圣经(升级修订版)[M].刘丹,李东,王君,等译.南宁:广西科学技术出版社,2016.

[17] 陶芳标.儿童少年卫生学[M].8版.北京:人民卫生出版社,2017.

[18] 刘婷.0—3岁婴幼儿心理发展与教育[M].上海:华东师范大学出版社,2021.

[19] 金春燕,卢陈婵.婴幼儿生活照护[M].上海:复旦大学出版社,2022.

[20] 今井和子.0~3岁儿童保育指导方案[M].朱珠,译.上海:复旦大学出版社,2017.

[21] 童连.0~6岁儿童心理行为发展评估[M].上海:复旦大学出版社,2017.

[22] 郑琼.0—3岁婴幼儿亲子活动指导与设计[M].福州:福建人民出版社,2013.

[23] 徐玉英,王雪娜,李佳,等.婴幼儿回应性照护的研究进展[J].中国儿童保健杂

志,2023,31(1):71.

[24] 卢中洁,童连.日本婴幼儿保教安全管理机制的特点与启示——基于2013—2020年安全事故的数据分析[J].浙江师范大学学报(社会科学版),2023,48(1):109-120.

[25] 卢中洁.不仅是生理营养,食育更给予婴幼儿心灵之养分[J].东方娃娃:保育与教育,2021,(5):1.

[26] 程秀兰,赵炎朋.幼儿园安全管理的现状、问题及解决对策[J].学前教育研究,2018(12):11.

[27] 张兴利.营造温馨、安全的婴幼儿睡眠环境[J].早期教育:教育教学,2020(5):24.

[28] 邢唯杰,周菲菲,王靖,等.预防婴儿猝死综合征的安全睡眠环境证据总结[J].中国护理管理(循证护理),2020(12):1831-1836.

[29] 冯围围,徐韬,王惠珊,等.0~3月龄婴儿家长睡眠养育行为特点及影响因素的纵向研究[J].中国儿童保健杂志,2020,28(5):497-501.

[30] 刘卓娅,郭玉琴,宋娟娟,等.婴幼儿入睡方式及其对睡眠质量的影响[J].中国当代儿科杂志,2022,24(3):297-302.

[31] 冯围围,张彤,张悦,等.婴幼儿看护人睡眠认知和养育行为的现状及一致性研究[J].中国健康教育,2022,38(9):807-812.

[32] 王惠珊,黄小娜,蒋竞雄,等.中国城市0~23个月儿童睡眠障碍现状及影响因素研究[J].中华预防医学杂志,2007,41(3):204-207.

[33] 黄楹,张海峰,童连.婴幼儿回应性照护评价量表的初步编制与评价[J].中国儿童保健杂志,2022,30(4):386-391.

[34] 倪陶.托育机构生活活动保育质量评价指标体系的构建研究[D].重庆:西南大学,2021,(6):105,113.

[35] 李天.1~6月龄婴儿睡眠现状及影响因素分析[D].兰州:兰州大学,2021,(3):1-2.

[36] 张莹.幼儿期体能练习方法研究[D].北京:北京体育大学博士论文,2011.

[37] 国家卫生健康委员会.0岁~5岁儿童睡眠卫生指南:WS/T 579-2017[S].2017.

[38] Ainsworth M D S,Blehar M C,Waters E,et al. Patterns of attachment:a psychological study of the strange situation[M]. Hillsdale,NJ:Erlbaum,1978.

[39] Honig A. Secure relationships:nurturing infant/toddler attachment in early care settings〔M〕. Washington DC:The National Association for the Education of Young Children,2002.

[40] Rogoff B. Apprenticeship in thinking:cognitive development in social context〔M〕. New York:Oxford University Press,1990.

[41] Cole M,John-Steiner V,Scribner S,et al. Mind in society:the development of higher psychological processes〔M〕. L. S. Vygotsky:Harvard University Press,1978.

[42] 小川雄二,小塚麻衣.乳幼児期の発達と食事-移行期の食と支援自分が食べられるようになるまで[M].東京:芽生え社,2018.

[43] 宮原和子,宮原英種. 応答的保育：知的好奇心を育てる[M]. 京都：株式会社ナカニシヤ出版,2004.

[44] Siegel D, Bryson T. The whole-brain child: 12 revolutionary strategies to nurture your child's developing mind[M]. New York: Delacorte Press,2011.

[45] Akhtar N,Dunham F,Dunham P J. Directive interactions and early vocabulary development: the role of joint attention focus[J]. Journal of Child Language, 1991,18(1):41-49.

[46] Bakeman R,Adamson L B. Coordinating attention to people and objects in mother-infant and peer-infant interactions[J]. Child Development, 1984, 55: 1278-1289.

[47] Bruner J S. Nature and uses of immaturity[J]. American Psychologist,1972, 27(8):687-708.

[48] Darling N,Steinberg L. Parenting style as context: an integrative model[J]. Psychological Bulletin,1993,113(3):487-496.

[49] Grusec J E,Goodnow J J. Impact of parental discipline methods on the child's internalization of values: a reconceptualization of current points of view[J]. Developmental Psychology,1994,30(1):4-19.

[50] Hardy-Brown K,Plomin R. Infant communicative development: evidence from adoptive and biological families with genetic and environmental influences on rate differences[J]. Developmental Psychology,1985,21:378-385.

[51] Kuhl P K, Andruski J E, Chistovich I A, et al. Cross-language analysis of phonetic units in language addressed to infants[J]. Science,1997,277:684-686.

[52] Landry S H, Garner P W, Swank P R, et al. Effects of maternal scaffolding during joint toy play with preterm and full-term infants[J]. Merrill-Palmer Quarterly,1996,42(2):177-199.

[53] Londerville S, Main M. Security of attachment, compliance, and maternal training methods in the second year of life[J]. Developmental Psychology, 1981, 17:289-299.

[54] Olson S L,Bates J E,Bayles K. Mother-infant interaction and the development of individual differences in children's cognitive competence[J]. Developmental Psychology,1984,20:166-179.

[55] Raikes H. A secure base for babies: applying attachment concepts to the infant care setting[J]. Young Children,1996,51(5):59-67.

[56] Wilson P, Rush R, Hussey S,et al. How evidence-based is an 'evidence-based parenting program'? A PRISMA systematic review and meta-analysis of Triple P[J]. BMC Medicine, 2012, 10(1):130.

[57] Talay-Ongan A. Neuroscience and early childhood: a necessary partnership[J]. Australian Journal of Early Childhood,2000,25(2):28-33.

[58] Tomasello M, Farrar M J. Joint attention and early language [J]. Child

Development,1986,57:1454-1463.

[59] Lucas J E, Richter L M, Daelmans B. Care for child development: an intervention in support of responsive caregiving and early development[J]. Child Care Health Development,2018,44(1):41-49.

[60] Laurin D E,Guss S S,Horm D. Caregiver-infant and toddler interactions during diapering: caregiver responsiveness and child well-being and involvement[J]. Infant Mental Health Journal,2021,42(4):546-559.

[61] Huang Y, Yan Q, Tong L. Reliability and validity of an observation-based parent-child interaction rating scale for Chinese children aged 0-6 years[J]. Psychological Assessment,2022,34(5):45.

[62] Baumrind D. Rearing competent children[C] //Damon W. Child development today and tomorrow. San Francisco:Jossey-Bass,1989:349-378.

[63] Bornstein M, Tamis-LeMonda C S. Maternal responsiveness and cognitive development in children[C]//Bornstein M H. Maternal responsiveness: characteristics and consequences. San Francisco: Jossey-Bass,1989:49-61.

[64] Maccoby E E, Martin J A. Socialization in the context of the family: parent-child interactions[C]//Mussen P H, Hetherington E M. Handbook of child psychology: Vol. 4. Socialization, personality, and social development (4th ed.). New York:Wiley,1983:1-101.

[65] Trevarthen C. Universal co-operative motives: how infants begin to know the language and culture of their parents[C]. //Jahoda G, Lewis I M. Acquiring culture: cross cultural studies in child development. London: Croom Helm, 1988: 37-90.

[66] World Health Oranization. Nurturing care for early childhood development: a framework for helping children survive and thrive to transform health and hunman potential:executive summary[R]. Geneva:WHO,2018.

[67] Child Welfare Information Gateway. Protective factors approaches in child welfare[M]. Washington, DC: U. S. Department of Health and Human Services,Children's Bureau,2014.

二维码视频及图片清单

4 个月婴儿的"语言"

托育中心环境和
婴幼儿玩具图片

婴幼儿分离焦虑视频

婴幼儿分离焦虑图片

婴幼儿互动游戏视频

婴幼儿互动游戏图片

婴幼儿哭和笑图片

婴幼儿排泄中的
回应性照护视频

婴幼儿排泄中的
回应性照护图片

婴幼儿亲社会行为
图片

婴幼儿情绪控制困难

婴幼儿上课互动视频

婴幼儿上课互动图片

婴幼儿睡眠中的
回应性照护图片

婴幼儿喂养中的
回应性照护视频

婴幼儿喂养中的
回应性照护图片

婴幼儿与照护者的
亲密关系图片